Inhaltsverzeichnis:

„Gott nimmt uns die Last des Lebens nicht ab,

aber er gibt die Kraft zum Tragen."

John Henry Newman

Widmung

In Liebe und Dankbarkeit widme ich dieses Buch meinem Sohn Felix, meiner Tochter Annika und meinem Mann Michael.

Danke

Ganz besonders danken möchte ich Michael und Annika, die mich mit ihrer tiefen Liebe im Hier und Jetzt so gut begleiten. Ich bin dankbar, dass ich diese Unterstützung spüren darf.

Danken möchte ich auch meiner und Michaels Familie und all meinen Freunden, durch die ich erfahren habe, was Freundschaft bedeutet.
Ohne euch wäre ich niemals da, wo ich heute bin.

Ganz besonders möchte ich erwähnen:

Felix, ich bin unendlich dankbar, deine Mutter zu sein.

Ulf, danke, dass du zum richtigen Zeitpunkt in mein Leben getreten bist. Danke für deine bedingungslose Liebe und dass du mich so oft mit deinen Worten tief berührst.

Paul und Elisabeth, danke für eure selbstlose Hilfe, für alles, was ihr für mich und Felix getan habt. Durch euch durfte ich erfahren, was gelebte Nächstenliebe ist.

Bettina, die allerbeste Freundin, die man sich wünschen kann. Danke, dass wir im selben Abteil unseres Lebenszuges sitzen und viele Erfahrungen in unserem Leben gemeinsam meistern.
Mit dir an meiner Seite fühle ich mich nie alleine.

Michael ‚**Bundy**' Roth, meinem Lektor und Seelenbruder. Der ‚Zufall' hat uns zusammengeführt. Ich danke dir, dass du mir den nötigen Impuls zur Vollendung meines Manuskriptes gegeben hast. Deine Gedichte machen mein Buch erst komplett.

Statt Karten

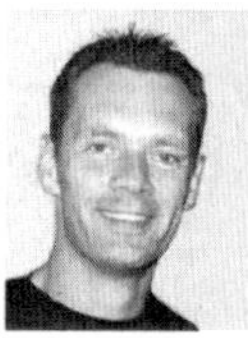

Nicht der Mensch hat am meisten gelebt,
welcher die höchsten Jahre zählt,
sondern derjenige,
welcher sein Leben am meisten empfunden hat.

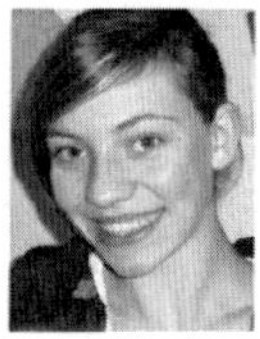

Michael Fromme
† 21. Dezember 2008

DANKE...

Annika Fromme
† 21. Dezember 2008

...dass es Menschen gibt, auf die wir bauen können.

...dass es trotz dunkler Stunden auch Lichtblicke gibt und Momente in denen wir wieder Kraft und Energie spüren.

...dass ihr viele Erinnerungen an schöne Momente in unserem Leben mit uns teilt, die uns jetzt Auftrieb und neue Motivation geben.

...dass es so viele Menschen gibt, die an uns denken und uns Kraft wünschen.

Wir sind nicht alleine und dafür danken wir!

Im Namen aller Angehörigen: Claudia Fromme

Haltern am See, im März 2009

Prolog

Diese Zeilen schreibe ich in erster Linie für mich und meinen Sohn Felix, für meine Tochter Annika und meinen Mann Michael, - und, um nicht zu vergessen.
Es ist unsere Geschichte, die uns zu dem gemacht hat, was wir heute sind.
Alles was wir erlebt haben, hat uns verändert. Uns wurde viel genommen - und trotzdem hat es uns auch reicher gemacht.
Ich werde alles so schreiben, wie ich es erlebt habe. Alles, woran ich mich erinnern kann. Einiges wird nicht zu erklären oder zu belegen sein, aber ich verspreche, dass meine Gedanken und Gefühle, die ich hier niederschreibe, wahr und ehrlich sind.
Es wird auch Menschen geben, die nicht nachvollziehen können, wie wir damit umgehen, aber von all diesen Menschen wünsche ich mir Toleranz - und dass sie vielleicht eine andere Sichtweise der Dinge bekommen.

Was mich betrifft:
Ich sah mich immer auf der Sonnenseite des Lebens …

Ab in den Schnee

Weg

Wo führst du hin,
mein Weg?
Wo spürst du Sinn,
wenn ich mich weinend
auf dich leg?

~ aus „Schmetterlingspoesie – Band 1“ ~

20.12.2008: Ich konnte es kaum glauben, - das Auto stand gepackt vor der Tür, alles war verstaut. Saalbach, wir kommen! Unsere Vorfreude war riesig.

Wir, das sind mein Mann Michael (40), unsere Tochter Annika (13), unser Jüngster Felix (10) und ich, Claudia (39 Jahre).

Wir wollten nachts um 2:00 Uhr starten. So konnten die Kinder im Auto noch etwas schlafen. Michael ist ein routinierter Autofahrer und es machte ihm nichts aus, nachts zu fahren.

Wir gingen früh zu Bett, um noch etwas Schlaf zu bekommen. Der Tag war anstrengend genug gewesen. Morgens stand ein Adventsbrunch bei meinem Bruder - mit meinen Eltern - auf dem Programm, und danach haben wir noch Michaels Eltern einen Besuch abgestattet. Da wir über die Feiertage nicht da waren, erhielten die Kinder von Onkel, Tante und den Großeltern an diesem Tag bereits ihre Weihnachtsgeschenke.

Dieser Tag wird mir immer im Gedächtnis bleiben. Vater und Tochter hingen förmlich zusammen. Meine Schwägerin fragte mich sogar, ob Annika irgendetwas hätte, da sie sich so ungewöhnlich ruhig verhielt und sich fast ausschließlich an ihren Papa kuschelte. Ich muss dazu sagen, dass Annika ein wahrer Wirbelwind ist und stillsitzen nicht gerade zu ihrem Wesen passt.
Als uns der Wecker aus dem Schlaf riss, war ich gleich hellwach. Ich weckte die Kinder, und nach einer guten halben Stunde kuschelten sich die beiden in ihre Wolldecken und machten es sich auf den Rücksitzen unseres Sharan gemütlich.

Die Fahrt verging wie im Flug, und als wir nach fünf Stunden München erreichten, dämmerte es bereits. Ich kann mich noch gut erinnern, dass im Auto eine besondere Atmosphäre herrschte. Ich betrachtete Michael vom Beifahrerplatz aus. Irgendwann erwiderte er meinen Blick und schaute mir tief in meine Augen. In diesem Moment waren 22 Jahre Beziehung vergessen. Es war so ein intensiver Blick, voller Liebe und Vertrauen, - dass mir ganz warm ums Herz wurde. Ich hatte in diesem Moment das Gefühl, auf den Grund seiner Seele blicken zu können. Ich war glücklich. Ich fühlte mich wie frisch verliebt und hätte am liebsten die ganze Welt umarmt.
Ich drehte mich zu unseren Kindern um. Felix schlief noch an sein großes Stofftier gekuschelt, und Annika lächelte mir müde, aber fröhlich zu. Auch dieser Augenblick war voller Liebe und Wärme. Ich streckte meine Hand nach hinten und streichelte ihr Knie, sie nahm meine Hand und wir hielten sie so eine ganze Weile.
Kurz nach München fragte mich Michael, ob wir tau-

schen könnten. Ich fühlte mich fit und hatte Lust, das Steuer zu übernehmen. Wir fuhren noch einige Kilometer über die Autobahn und verließen sie dann, um noch etwa eine Stunde über die Landstraße zu fahren. Hier fing für uns der Urlaub bereits an. Wir mochten die Strecke über die Serpentinen und durch die ersten Skigebiete, wo man von der Straße aus schon die Sessellifte und Gondeln sowie die ersten Skifahrer erspähen konnte. Das Wetter war alles andere als einladend. Er regnete ziemlich heftig und der Scheibenwischer lief auf Stufe zwei.

Kurz nach Filzhofen fragte mein Mann, ob ich nicht endlich unseren Vordermann überholen wolle oder ob ich vorhätte, die ganze Zeit so langsam hinter ihm herzufahren. „Sag mal, fährst du oder fahr ich?“, meinte ich noch keck. „Also wenn du überholen willst, dann kannst du es am besten jetzt machen“, erwiderte er. Doch dazu kam es nicht mehr. Plötzlich geriet unser Auto ins Schleudern.

„Ich habe keine Kontrolle mehr über das Auto!“, hörte ich mich rufen. In diesem Moment, der mein Leben auf schreckliche Weise verändern sollte, war ich ganz ruhig. Ich sah ein Auto auf uns zukommen, langsam wie in Zeitlupe. Sah ein schneebedecktes Feld. Die Berge, die tiefhängenden Wolken. Unser Auto drehte sich und ein VW-Bulli hatte keine Chance uns auszuweichen. Er krachte in die Beifahrerseite.
Von dem eigentlichen Unfall und der Kollision habe ich nichts mitbekommen. Mein Körper hat im richtigen Moment „abgeschaltet“.
Als ich das erste Mal zu mir kam, fand ich mich auf einem Beifahrersitz in einem fremden Auto wieder. Ich

hatte nicht die geringste Ahnung, was passiert war und verspürte auch keine Schmerzen. Ich nahm einen jungen Mann wahr, der neben mir auf dem Fahrersitz saß und ununterbrochen auf mich einredete. Ich sah ihn an und wünschte mir, dass er endlich aufhören würde zu reden, denn von den vielen Worten, die er sagte, drang kein einziges in mein Bewusstsein.
Ich starrte geradeaus. Auf der Windschutzscheibe lag von außen ein grünes OP-Tuch, und ich erinnere mich noch, wie ich kombinierte, dass es mir die Sicht versperren sollte, damit ich nichts von der Bergung mitbekam.
Obwohl ich diesen Gedanken für mich ganz klar gedacht habe, war mir in der Situation überhaupt nicht bewusst, dass wir einen schweren Unfall gehabt hatten, bei dem ich selber lebensgefährlich verletzt wurde.

An die anschließende Fahrt ins Krankenhaus habe ich auch keine Erinnerung mehr. Ich befand mich in einem traumähnlichen Zustand. Ich kann mich noch gut an die Lüftungsgitter an der Decke in den Fluren des Krankenhauses erinnern und an die Leuchtstoffröhren. Ich sah auch Ärzte und Schwestern, hatte aber noch lange nicht realisiert, wo ich war und was passiert war. Ich dachte, dass wir doch eigentlich gleich da sein müssten.
Ich fühlte mich gefangen in meinem Körper. Ich konnte nicht sprechen, und obwohl man sich um mich kümmerte, drang keiner wirklich zu mir durch. Ich spürte, wie mein Körper schmerzte, - meine rechte Schulter tat so weh und man versuchte, mich bequemer zu betten.
Ich kann mich auch noch an einen Arzt und eine Ärztin erinnern, die direkt neben mir heftig diskutierten. Ich verstand nicht, was sie sagten, aber ich spürte, dass die

beiden meinetwegen in Streit gerieten. Es ging um meine Verlegung in die Uni-Klinik nach Innsbruck, was mir zu einem späteren Zeitpunkt klar wurde.

Als ich das nächste Mal zu mir kam, lag ich im Krankenwagen, und mein Sohn Felix saß neben mir am Fußende. Wir lächelten uns an, und er suchte meine Hand. Später sagte er mir, dass das der glücklichste Moment für ihn gewesen sei. Mich zu sehen und zu spüren und mit mir zusammen zu sein. Da hätte er gespürt, dass alles wieder gut wird.

Das Erwachen

Mit dir allein

Ich will doch nur mit dir allein,
in dir allein geborgen sein.

~ aus „Schmetterlingspoesie – Band 1" ~

„Hallo Frau Fromme, ich bin Schwester Helga." Sie streichelte meine Wange und lächelte mich liebevoll an. Ihr Blick war weich und voller Mitgefühl. Ich fühlte mich in ihrer Gegenwart geborgen. „Sie sind hier auf der Trauma-Intensivstation in der Uniklinik Innsbruck", begann sie das Gespräch. „Sie hatten einen schweren Autounfall." Sie ließ sich Zeit mit dem, was sie mir zu sagen hatte. „Felix wird auf der Kinderstation von Schwester Sandra betreut. Es geht ihm gut, und er kommt sie gleich besuchen. Annika ist auch hier im Krankenhaus, Frau Fromme. Sie hatte so starke Kopfverletzungen, und obwohl unsere Ärzte alles in ihrer Macht stehende getan haben, hat sie es nicht geschafft."

Was nun passierte, ist schwer zu begreifen. Ich sah Schwester Helga, wie sie neben mir am Bett stand. Sie überbrachte mir in diesem Moment die für eine Mutter oder einen Vater wohl schlimmste Nachricht. Trotzdem sah ich in ihr in diesem Moment nicht die Krankenschwester, sondern einen Engel.
Ich ließ das Gesagte auf mich wirken und spürte ein un-

beschreibliches Gefühl in mir. Ich habe mir immer vorgestellt, dass einem bei so einer Nachricht der Boden unter den Füßen weggerissen wird, aber so fühlte es sich nicht an. Ich war ganz ruhig und sah der Wahrheit gefasst ins Auge. Andererseits fühlte ich eine immense Leere, die sich um mich legte und einhüllte.
Die einzelnen Bilder, die ich im Kopf hatte, begannen sich wie Puzzleteile zu einem Bild zusammen zu fügen. Alles ergab auf einmal einen Sinn. Das grüne OP-Tuch, die Ärzte, die Fahrt im Krankenwagen.

Wir hatten einen Autounfall ... ich hatte keine Kontrolle mehr ... Ich bin im Krankenhaus, verletzt ... ich lebe ... Felix geht es gut ... Annika ist tot ... Das ist mein Leben ... Annika ist tot ...
Und immer lauter schrie in mir eine Stimme:
‚**Das ist mein Leben**.'

Und dann der Gedanke, dass ich nicht die Einzige auf der Welt bin, der so etwas passiert. Ich musste an meine Freundin Bettina und ihren Mann Jochen denken, der Anfang Dezember die Diagnose ALS bekommen hatte. Eine tödlich verlaufende Nervenerkrankung. Und ich hier im Krankenhaus … Annika tot … und trotz allem hatte ich diesen kleinen Funken Hoffnung in mir, - und das Gefühl, nicht alleine zu sein ...

Meine Stimme klang ganz fremd, als ich mich sagen hörte: „Ich nehme das Schicksal an."
Ich war selber über meine gewählten Worte erstaunt. Was sagte ich da gerade? Ich nehme das Schicksal an? War ich das, die das sagte? Es kam mir vor, als würde meine in-

nere Stimme sprechen. Und seltsamerweise verspürte ich diese Hoffnung in mir.
„Kann ich sie sehen?“, fragte ich leise. „Ja, wir werden es irgendwie ermöglichen“, versprach sie mir.
„Ihr Mann wurde von der Unfallstelle nach Salzburg geflogen. Die Ärzte kämpfen noch um ihn. Er hat schlimmste Verletzungen und wir wissen nicht, ob er es schafft“, fügte sie noch hinzu.
Welche Gedanken mir jetzt durch den Kopf schossen …
Fast als erstes musste ich an eine Begebenheit denken, die erst zwei Tage zurück lag.

Annika hatte sich am Donnerstagabend mit ihrem besten Freund verabredet. Sie wollten ihre Weihnachtsgeschenke austauschen. Ich holte sie abends gegen halb zehn bei ihm ab. Auf dem Heimweg im Auto führten wir folgendes Gespräch, welches sich in meinem Kopf eingebrannt hatte.
„Du Mama, Kevin möchte gar nicht, dass wir in den Skiurlaub fahren“, sagte Annika.
„Warum das denn nicht?“, fragte ich verwundert.
„Er hat halt Angst, dass mir was Schlimmes passiert“, entgegnete sie.
„Annika, du fährst schon so toll Ski und wir fahren doch auch alle mit Helm, was soll denn schon passieren?“
Sie schwieg einen Moment, als lasse sie das Gesagte sacken, und plötzlich sagte sie: „Mama, du musst mir eines versprechen. Wenn ich sterbe, ruf bitte als erstes Kevin an!“
Mir ist fast das Herz stehen geblieben. Ich habe meine Tochter angefahren, nicht so einen Unsinn zu reden. Und wenn so etwas Schlimmes geschehen würde, würde ich mit Sicherheit nicht zuerst an Kevin denken.
An diesem Tag dort auf der Intensivstation in Innsbruck

waren meine Gedanken bei Kevin. Ich hatte das Gefühl, dass es irgendwie Annikas Testament war. Ich musste es in die Wege leiten, dass er informiert würde.

Ich dachte an die besondere Atmosphäre im Auto, als wir uns in die Augen geschaut hatten. Ich war so unendlich dankbar für dieses Geschenk, denn mir wurde klar, dass ich mich in diesem Moment von beiden verabschiedet hatte. Unser letzter Blickkontakt war voller Wärme. Wir waren im Guten auseinander gegangen, - in gegenseitiger, tiefer Liebe.

Schwester Helga klärte mich auch noch über meine eigenen Verletzungen auf. Da der Aufprall von rechts kam, war auch hauptsächlich meine rechte Körperseite in Mitleidenschaft gezogen worden. Die schwerwiegendste Verletzung war mein Leberriss. Dadurch hatte ich sehr viel Blut verloren, und davon ging auch die Lebensgefahr aus, in der ich mich die nächsten zehn Tage noch befinden sollte. Außerdem zählte Schwester Helga noch einen Riss im rechten Lungenflügel (Pneumothorax), fünf gebrochene Rippen, einen Beckenbruch, einen Schlüsselbeinbruch rechts, einen gebrochenen Wirbel und eine Schnittwunde am Kopf auf, sowie Prellungen und Hämatome an den Beinen und am Bauch.

Eine ganze Menge, dachte ich, aber der größte körperliche Schmerz ging vom gebrochenen Schlüsselbein aus.

Vielleicht kann man sich ja auch nur auf einen Hauptschmerz konzentrieren.

Durch den Leberriss und die Gefahr einer Nachblutung musste ich zehn Tage auf dem Rücken liegen. Über einen zentralen Venenkatheter erhielt ich Medikamente und wurde auch künstlich ernährt. So schnell kann aus einer gesunden Frau, die eigentlich zu dieser Zeit die Pisten unsicher machen wollte, ein kleines Häufchen Elend werden. So lag ich nun dort, nur mit einem Laken bedeckt, und war den Pflegern und Schwestern auf der Intensivstation hilflos ausgeliefert.

Und dann kam Felix. In einem Rollstuhl, der mir irgendwie riesig vorkam, bekleidet in einem mir fremden Schlafanzug saß er da, fast verloren. Seine Nase war geschwollen und bläulich verfärbt, unsicher lächelte er mich zaghaft an. Unsere Hände fanden sich und er streichelte unbeholfen meinen Arm.
Ich weiß nicht mehr, welche Worte ich benutzt habe, aber ich sagte ihm, dass Annikas Verletzungen so stark waren, dass sie es nicht geschafft hatte. Wir weinten beide und versicherten uns, dass uns nichts trennen würde. Ich erklärte ihm auch, dass sein Papa mit ganz schweren Verletzungen in einem Krankenhaus in Salzburg liegt.

Am nächsten Tag hatte Schwester Helga die Aufgabe, mir die Nachricht von Michaels Tod beizubringen. Er erlag seinen schweren Verletzungen ca. 3 ½ Stunden später als Annika. Man wollte mich schonen und hatte deshalb einen Tag mit der Nachricht gewartet. Für mich kam die Nachricht nicht überraschend. Ich hatte eine Vorahnung gehabt. Und in dem Moment als ich begriff, was man mir sagte, fühlte ich mich irgendwie erleichtert, denn Annika war nun nicht mehr alleine.
Als Felix zu mir auf die Intensivstation kam, wurde er begleitet von einem Kinderpsychologen und dem Krankenhausseelsorger.
Ich wählte nachfolgende Worte um meinem Sohn den Tod

seines Vaters zu erklären: „Papa ist jetzt auch eingeschlafen.“ Felix sackte zusammen und brach in Tränen aus. Ich bat ihn, mich anzuschauen. Ich streckte meine linke Hand aus und legte sie unter sein Kinn. Ich blendete in dem Moment alles um mich herum aus und war ganz bei meinem Sohn. Wir schauten uns in die Augen und ich sagte: „Felix, hör mir gut zu. Papa und Annika sind vorausgegangen. Die beiden sind **dort** genauso zusammen wie wir **hier**. Keiner von uns ist alleine ...“
Der Kinderpsychologe blieb auch noch an meinem Bett sitzen, als Felix wieder zur Kinderstation zurückgebracht wurde. Wir unterhielten uns und er erklärte mir, dass die Trauer in fünf verschiedenen Phasen ablaufen kann.

Erste Phase – Nicht-Wahrhaben-Wollen
Der Verlust wird verleugnet, der oder die Trauernde fühlt sich zumeist empfindungslos und ist oft starr vor Entsetzen: „Es darf nicht wahr sein, ich werde erwachen, das ist nur ein böser Traum!“ Die erste Phase ist meist kurz, sie dauert ein paar Tage bis wenige Wochen.

Zweite Phase - Aufbrechende Emotionen
In der zweiten Phase werden durcheinander Trauer, Wut, Freude, Zorn, Angstgefühle und Ruhelosigkeit erlebt. Der konkrete Verlauf der Phase hängt stark davon ab, wie die Beziehung zwischen den Hinterbliebenen und dem Verlorenen war, ob zum Beispiel Probleme noch besprochen werden konnten oder ob viel offengeblieben ist.

Dritte Phase - depressive Phase
Sinnleere oder Zukunftsangst sowie Hadern mit dem Schicksal

Vierte Phase – dankbar zurückschauen
Der Gedanke an die verstorbene Person lässt weniger verzweifeln. Man kann langsam mit einem Gefühl der Dankbarkeit auf gemeinsame Erlebnisse zurückschauen. Dem Trauernden gelingt es, das Hier und Jetzt wahrzunehmen und den Blick auf die Zukunft zu richten.

Fünfte Phase – neuer Selbst- und Weltbezug
In der fünften Phase ist der Verlust soweit akzeptiert, dass der verlorene Mensch zu einer inneren Figur geworden ist. Neue Beziehungen, neue Lebensziele können möglich werden. Dass jede Beziehung vergänglich ist, dass alles Einlassen auf das Leben an den Tod grenzt, wird als Erfahrung integrierbar.

Während er mir die Phasen der Trauer erklärte, überlegte ich unterdessen, in welcher Phase ich mich wohl gerade befand.
Was mag in seinem Kopf vorgegangen sein, als ich ihm voller Überzeugung erklärte, dass ich Phase eins bis drei überspringen würde und bereits bei Phase vier – den dankbaren Erinnerungen - angelangt sei.

Abschied von Annika

Regenbogenkinder

Wenn Kinder vor den Eltern gehn,
dann weint der Himmel Farben,
weil ihre Seelen weiterwehn
und weil wir dann vielleicht verstehn,
dass diese Kinder niemals starben.

~ aus „Schmetterlingspoesie – Band 1“ ~

„Wir bringen Annika jetzt in den Vorraum der Intensivstation. Da können wir Sie mit Ihrem Bett hinfahren und Sie können sich in Ruhe von ihr verabschieden. Nehmen Sie sich die Zeit, die sie brauchen“, sagte Schwester Helga zu mir. Felix hatte auch den Wunsch, Annika sehen zu dürfen.
Ich hatte keine Ahnung, ob es sinnvoll war und wie Annika aussehen würde. Ich habe gar nichts gedacht. Ich lag hilflos in meinem Bett und meine Augen wanderten zu Felix. Neben ihm sah ich einen kleinen Monitor, der mir vorher noch nie aufgefallen war. Ich konnte auf dem Bildschirm einen Raum erkennen - mit einigen Ledersesseln, einem Tisch und Pflanzen. Zwei Pfleger waren dabei, die Sessel und den Tisch zu verschieben. Es schien, als machten sie Platz. Ich war mir in diesem Moment sicher, dass sie unsere Verabschiedung von Annika vorbereiteten.
Und dann sah ich Annika, wie sie auf einer Bahre hereingerollt wurde. Ihr Körper war mit einem Tuch bedeckt.

Ein kleines Holzkreuz lag auf Ihrer Brust.
Der Kopf war komplett einbandagiert mit einem Verband, der auch ihr rechtes Auge abdeckte. In ihrem Mund steckte von den Reanimationsversuchen noch der Larynxtubus, der ihre Atmung sichern sollte.
Als ich diese Bilder sah, fühlte ich mich leer und taub. Ich starrte unentwegt auf den Monitor und bemerkte gar nicht Schwester Helga, die neben mir stand und meine Hand in ihre nahm und einfach nur da war, ohne ein Wort zu sagen.
Ich weiß nicht wie lange ich so da lag, aber mit einem Mal spürte ich, dass die Zeit gekommen war. Ich war bereit, Annika zu sehen.

Ich wurde mit meinem Bett in den Vorraum geschoben. Durch die Bilder am Monitor war ich darauf vorbereitet, dass es ein fremder Anblick sein würde.
Man stellte mein Bett direkt neben Annika und meine linke Hand tastete sich langsam unter das Tuch. Ich suchte ihre Hände, wollte sie streicheln, berühren, einfach halten, fand sie aber nicht auf ihrem Bauch. Alles was ich fühlte, war ihr kalter und erstarrter Körper.
Und in diesem Moment, als ich neben meinem toten Kind lag, nahm ein einziger, überwältigender Gedanke Besitz von mir. Mit einem Mal schien sich der Nebel zu lichten und ich spürte die Wahrheit, dass das, was hier neben mir lag, nichts weiter war als die Hülle von Annika.
Mir war nicht nach Weinen zumute. Vermutlich wusste ich bereits, dass meine Tochter längst an einem anderen Ort war, wo es ihr und ihrem Papa gut ging. Ein friedliches, warmes Gefühl erfüllte mich, und ich konnte mich ganz meinem Sohn widmen, der am Fußende von Annika

in seinem Rollstuhl saß und bitterlich weinte.
Er war hier und er war es, der mich jetzt am meisten brauchte. Und so konnte ich ihn trösten und einfach für ihn da sein. Mir wurde bewusst, dass ich noch so viel besaß, wofür es sich lohnte weiterzuleben.
Dieser Gedanke hielt mich die nächsten, wohl schwersten Tage meines bisherigen Lebens, über Wasser. Daraus schöpfte ich die Kraft, nicht aufzugeben.
Ich schaute auf das, was ich noch hatte, - und das war eine ganze Menge.

Meine Freunde

Wunder gescheh'n

Wenn tausend Freunde
Für dich beten geh'n,
wenn tausend Falter
durch die Wälder weh'n,
dann blühen Blumen im Winter
und Wunder gescheh'n.

~ aus „Schmetterlingspoesie – Band 1" ~

Ich kann mich noch gut an meinen Wunsch erinnern, mit meiner Freundin Bettina zu reden. Mit Bettinas Familie haben wir nämlich den Skiurlaub gemeinsam geplant. Sie wollten am zweiten Weihnachtstag nachkommen, und Silvester wollten wir dann gemütlich wie schon im Vorjahr gemeinsam feiern.
Es tat sehr gut, ihre vertraute Stimme zu hören und ich erzählte ihr so gut es ging, was passiert war. Immer wieder stockte meine Stimme.
Ich bat meine Freundin um ein Versprechen: „Bettina, bitte kümmere dich darum, dass in der Schule etwas für Annika gemacht wird. Dass ihr Tod dort nicht totgeschwiegen wird und die Kinder genügend Gelegenheit haben, Abschied zu nehmen und zu trauern." Meine wunderbare Freundin hat mit meinen engsten Freunden und auch mit Freundinnen und Klassenkameraden von Annika eine wunderschöne Trauerfeier für den gesamten 8. Jahr-

gang und für die Klasse von Felix auf die Beine gestellt. Es folgten noch emotionale Telefonate mit meiner Familie und meiner engen Freundin Elisabeth. Sie wohnt zwei Häuser neben uns im gleichen Viertel. Annika ging dort immer ein und aus, da sie mit Elisabeths ältester Tochter Vera gut befreundet war.

Von Elisabeth erfuhr ich, wie unser gesamtes Dorf Anteil an unserem Schicksal nahm. Am darauffolgenden Tag hat Markus, ein guter Freund und Diakon unserer Gemeinde, zu einer spontanen Andacht aufgerufen.

Als Elisabeth mir davon erzählte, dass sich all meine Freunde und Nachbarn abends um 18:00 Uhr in unserer kleinen Kirche treffen wollten, verschlug es mir fast die Sprache. Ich war so gerührt von der Vorstellung dieser unglaublichen Anteilnahme. Vor unserer Haustür brannte am Montag bereits ein Meer aus Kerzen - und selbstgebastelte Sterne und Blumen standen auf der Eingangsstufe. Elisabeth gab mir das Versprechen, in der Messe von unserem Telefonat zu berichten. Ich wollte, dass meine Freunde in der Heimat erfuhren, dass ich versuche, das Schicksal anzunehmen und dass es mir den Umständen entsprechend gut ging.

Elisabeth hat ihr Versprechen eingelöst. Ich bin so dankbar, eine so gute Freundin an meiner Seite zu haben. Auch wenn wir hunderte Kilometer getrennt waren, so wusste ich dennoch, wie sehr ich auf sie bauen konnte.

Zwei Tage vor Heiligabend platzte die Kirche aus allen Nähten. Die Trauer und Anspannung, die dort in der Luft lagen, waren unglaublich. Als Elisabeth von mir erzählte, sind fast alle in Tränen ausgebrochen. Nicht nur eine Freundin erzählte mir später, dass sie an diesem Abend zum ersten Mal gesehen habe, dass ihr Partner weinte.

Bei Elisabeth zu Hause herrschte in dieser Zeit der Ausnahmezustand. Alle Fäden, so schien es, liefen bei ihr zusammen. Elisabeths Küche wurde zur Schaltzentrale in diesen schweren Tagen. Auch meine und Michaels Familie saßen dort am Küchentisch und alle Freunde waren bei ihr willkommen. Zusammen versuchte man, das Unfassbare zu verarbeiten. Es hätte jede Familie treffen können, und das war jedem klar. Es war ein Kommen und Gehen. Elisabeth gab meinen Freunden und Nachbarn auch meine Telefonnummer in Innsbruck und ermutigte sie, mich einfach anzurufen. Die Ängste und Sorgen bei all meinen Freunden konnte ich sehr gut nachempfinden. Keiner wusste, wie ich reagieren würde am Telefon. Aber Elisabeth war es, die allen Mut zusprach.
„Ihr könnt ganz normal mit Claudia sprechen", versicherte sie jedem, der den Gedanken mit sich herumtrug, sich bei mir zu melden.
Und so haben sich viele Menschen nach und nach getraut, mich anzurufen. Ich hatte in den nächsten zweieinhalb Wochen fast ununterbrochen den Telefonhörer am Ohr.

Während meine Verletzungen am Körper gut verheilten und die Lebensgefahr nach zehn Tagen endgültig gebannt war, wurde das Telefonieren zu meiner Therapie. Die telefonischen Begegnungen mit meinen Freunden und Nachbarn waren es, die mir wirklich halfen. Ich spürte, dass aus Nachbarn Freunde und aus Freunden wirklich enge Freunde wurden. Ich spürte von Anfang an, dass ich bei allem Verlust auch sehr viel gewonnen hatte. Bei jedem Telefonat konnte ich direkt am Anfang den Menschen die Angst nehmen, mit mir zu sprechen - und so kam es, dass ich so viele ehrliche, aufrichtige Gespräche führen durfte wie noch nie zuvor in meinem Leben. Es waren gute Gespräche. Wir sprachen über unsere Gefühle, über den Tod, über das Leben, - und es war kein Platz für sinnlosen, oberflächlichen Smalltalk. Ich erzählte ihnen, dass ich versuche das anzunehmen, was mir da auf die Schultern gelegt wurde. Und ich ließ meine Freunde an meiner Sichtweise dieses Unglücks teilhaben.

Meine Freundin Uli schrieb:

„Liebe Claudia,
nachdem wir gerade miteinander telefoniert haben, habe ich das dringende Bedürfnis, Dir noch einmal zu schreiben. Du bist ein unglaublicher Mensch. Die Welt wäre reicher, wenn es mehr Menschen wie Dich gäbe. Ich habe dich angerufen, um Dir zu sagen, dass wir immer an Euch denken und für Euch da sein möchten. Ich habe nicht damit gerechnet, dass Du diejenige sein würdest, die mich tröstet. Ich fühle mich nach unserem Gespräch so viel besser und im Reinen mit der Welt. Ich danke Dir dafür.
Ich bete für Dich, dass Du so bleibst, wie Du bist.
Fühlt Euch beide umarmt, ich bin froh, Euch zu kennen.
Alles Liebe und viele Grüße vom Rest der Familie,
Uli“

Und genau wie meine Freundin sah auch ich jedes einzelne Telefonat als wertvoll an. Ich war glücklich, dass es mir gelang, erst gar keine Barriere aufkommen zu lassen. Ich wollte reden, über meine Gefühle und deren Gefühle. Was ich auf jeden Fall vermeiden wollte, war Sprachlosigkeit. Ich hatte das Glück, jeden Menschen wirklich in dieser Zeit kennenlernen zu dürfen. Und ich nahm dieses

Geschenk dankbar an.
In den Tagen kurz vor Weihnachten blieb für alle die Zeit ein kleines bisschen stehen. Es war auf einmal nicht mehr wichtig, für die Feiertage alles detailgenau zu planen. Bei vielen Familien wurde Weihnachten ganz bewusst gefeiert. Dankbar zu sein für die Familie, die mit einem am Tisch saß. Da war es auf einmal nicht mehr wichtig, ob das Tafelsilber richtig glänzt oder der Fußboden gewienert ist. Die Prioritäten waren urplötzlich auf das einzig Wichtige gesetzt. Auf die Liebe zu den Kindern, den Eltern - und auf die Dankbarkeit, dieses Fest mit den liebsten Menschen zu verbringen.
Auch unser Heiligabend war sehr besonders. Mittlerweile waren meine Eltern und mein Bruder mit seiner Frau angereist und ich selber war auf die Überwachungsstation verlegt worden.
Mein Bruder und meine Schwägerin hatten Zugang zu unserem Gepäck gehabt und sie waren so lieb, in den zum Teil mit Glassplittern übersäten Taschen und Gepäckstücken nach den eingepackten Weihnachtsgeschenken zu suchen. Alles was sie fanden, brachten sie mit, und so konnte ich Felix an meinem Krankenbett seine Geschenke geben. Aber das größte Geschenk für Felix war die Nachricht meines behandelnden Arztes, dass ich am nächsten Tag auf die normale Station verlegt werden konnte, wo ich mit Felix zusammen auf ein Zimmer kommen sollte. Er war außer sich vor Freude und strahlte über das ganze Gesicht.

Felix

Hand

Hier, nimm meine Hand,
nimm sie fest in deine,
und leg sie in den warmen Sand,
wenn ich mit dir weine.

~ aus „Schmetterlingspoesie – Band 1“ ~

Am Morgen des ersten Weihnachtstages kam ich auf die Kinderstation und mein Bett wurde in Felix‘ Zimmer geschoben. Er gab den Pflegern genaue Instruktionen, dass mein Bett ganz nah an sein Bett geschoben werden musste. Felix lag zu meiner linken Seite, und so hatte ich die Möglichkeit, ihn zu berühren und zu streicheln. Wir hatten an diesem Tag viel Zeit für uns und ließen unserer Trauer freien Lauf. Wir weinten sehr viel. Es war, als hätten wir uns abgesprochen. Weinte der eine, war der andere gefasst und konnte Trost spenden, und umgekehrt.
Felix weinte an keinem anderen Tag so intensiv und viel. Es war, als würde er seinen ganzen Schmerz auf einmal rauslassen. Bei mir war es anders. Es überkam mich salvenartig. Und während ich im Krankenhaus war, gab es keinen Tag, an dem ich nicht weinen musste. Aber trotzdem spürte ich auch eine Kraft und einen Willen in mir, wieder gesund zu werden, um mit Felix weiterzuleben.
In diesen Tagen beeindruckte mich Felix sehr. Dieser kleine Kerl hat unglaubliche Entscheidungen getroffen.

Mittlerweile waren auch Michaels Eltern und sein Bruder eingetroffen und wir mussten entscheiden, wie die beiden bestattet werden sollten. Michaels Leichnam war mittlerweile von Salzburg nach Innsbruck überführt worden und die beiden waren bei einem Bestatter in Innsbruck.
Meine und Michaels Eltern sowie die Brüder hatten auch noch die Gelegenheit bekommen, sich von beiden zu verabschieden.
Wir entschieden uns gemeinsam für eine Feuerbestattung. Dann konnten wir mit der Urnenbeisetzung warten, bis ich wieder einigermaßen fit war und auch daran teilnehmen konnte.
Während wir vom Einäschern sprachen, meinte Felix ganz plötzlich: „Mama, wenn die beiden eingeäschert werden, soll Papa auf jeden Fall seinen neuen Gladbach-Pulli anziehen und Annika ihr Cheerleader-Kostüm. Das haben beide so geliebt in ihrem Leben“, fügte er noch hinzu. Wir haben es organisiert, dass die entsprechenden Kleidungsstücke rechtzeitig da waren.
Als wir an diesem Abend alleine auf dem Zimmer waren, kam es mir vor, als wollte Felix viele Dinge auf einmal geklärt wissen. Es sprudelte förmlich aus ihm heraus.
„Mama, wenn du wieder gesund bist und wir wieder zu Hause in Haltern sind, was meinst du, sollen wir uns dann nicht einen Hund kaufen?“
Die Idee gefiel mir spontan, - war ich selber doch im gleichen Alter wie Felix mit einem treuen vierbeinigen Gefährten aufgewachsen. Ich konnte mich auch gleich daran erinnern, in ihm - gerade in traurigen Situationen - einen wahren Freund gefunden zu haben.
„Die Idee gefällt mir! Wir könnten ja mal mit Carolin Kontakt aufnehmen, ob sie demnächst wieder einen Wurf

Golden Retriever erwarten.“
Kaum hatte ich geantwortet, kam gleich die nächste Frage über seine Lippen.
„Mama, was machen wir eigentlich mit Annikas Zimmer?“
Ich war perplex, entsetzt, überrascht. Was ging ihm da alles durch den Kopf? An Annikas Zimmer hatte ich noch gar nicht gedacht, und überhaupt hatte ich den Gedanken an unser Haus bis dahin erfolgreich verdrängt.
Ich brauchte eine Weile, um mich zu sammeln - und die Tränen schossen mir bei der Vorstellung an Annikas Zimmer in die Augen. Ich sah sie plötzlich vor mir, fröhlich in ihrem Zimmer sitzend, mit Freundinnen plaudernd, die Musik mal wieder fürchterlich laut aufgedreht.

Dann kam die Erinnerung an unser abendliches Ritual. Oft habe ich mich zu ihr ins Bett gelegt, um zu reden. Unsere schönsten und ehrlichsten Gespräche fanden zu dieser Tageszeit statt. Wenn sie mir von ihrem ersten Liebeskummer oder vom Krach mit ihren besten Freundinnen erzählte, oder mir einfach sagte, wie sehr sie mich liebt. Gerne ließ sie sich von mir krabbeln - und selten blieb es bei den angekündigten fünf Minuten.
An all das erinnerte ich mich plötzlich, und es verursachte körperliche und seelische Schmerzen in mir, die fast nicht auszuhalten waren.
Felix kuschelte sich an mich, während ich hemmungslos weinte, und versuchte mich zu trösten.
„Mama, ich wollt dich nicht zum Weinen bringen, aber ich hab mir halt überlegt, dass man doch irgendwas mit Annikas Zimmer machen sollte. Wir könnten doch den alten Fernseher und die Play-Station dort hinstellen, - und was hältst du von meiner E-Gitarre? Ich fände es schön,

wenn in ihrem Zimmer Leben wäre."
„Felix, das fände ich sehr schön, aber ich brauche etwas Zeit, um mich an den Gedanken zu gewöhnen."
Ich weiß nicht, ob sein nächster Satz wirklich an diesem oder an einem der folgenden Tage kam, aber er ist mir noch gut im Gedächtnis:
„Mama, komm mir jetzt ja nicht mit einem doofen Stiefvater an!"
Was ging da in meinem kleinen Jungen vor? Er sah mich mit großen Augen an und ich wusste nicht, was ihn dazu veranlasste, so etwas zu sagen. Zuerst versuchte ich, ihn zu beruhigen, indem ich ihm versicherte, dass ich daran mit Sicherheit jetzt nicht denken würde. Ich fragte ihn aber noch vorsichtig, was ihm bei dem Gedanken so eine unglaubliche Angst einjagte.
Er druckste herum und ich versicherte ihm, - egal, ob es irgendwann mal wieder einen Mann an meiner Seite geben würde -, dass sein Papa immer Michael bleiben würde. „Die zwei gehören zu unserem Leben", sagte ich, „auch wenn wir ihre Körper jetzt nicht mehr sehen. Sie sind ein Teil unseres Lebens und werden es auch immer sein." Leise sagte Felix mit Tränen belegter Stimme: „Ich hab halt nur Angst, dass du Papa dann vergessen wirst."
Ich nahm Felix in meinen Arm und streichelte ihn.
„Sieh mal, Felix, du bist der wichtigste Mann in meinem Leben. Glaubst du ich könnte mich jemals in einen Mann verlieben, der dich nicht mögen würde und der keinen Raum für Papa und Annika lässt?" Er beruhigte sich in meinem Arm, und so blieben wir zwei eine ganze Weile liegen. Das Schweigen zwischen uns schien so kostbar und friedlich, - und ich hatte das gute Gefühl, eine wichtige Weiche für unser weiteres Leben gestellt zu haben.

Besuch in der Silvesternacht

Wunder

Wenn es solche Wunder gibt,
wie können wir dann weinen,
wie können wir dann meinen,
dass uns keiner liebt?

~ aus „Schmetterlingspoesie – Band 1" ~

Die Tage im Krankenhaus vergingen. Meine und Michaels Eltern und die Brüder fuhren nach Hause, und der letzte Tag des Jahres war da. In der Vergangenheit hatte Silvester in mir immer sentimentale Gefühle ausgelöst. Wenn wir fröhlich das neue Jahr im Kreise guter Freunde begrüßten, spürte ich auch stets Wehmut, weil die vergangenen Tage nie wiederkommen würden.
Ich malte mir aus, was wir machen würden, wenn der Unfall nicht gewesen wäre. Wir wären in der kleinen Holzhütte im Garten unserer Ferienpension und würden den offenen Kamin einheizen, damit wir abends in gemütlicher Runde - wie die vergangenen vier Jahre zuvor -, gemeinsam ins neue Jahr rutschen könnten. Wir hatten einmal Himmelslaternen gezündet und ich stellte mir bildlich vor, wie ich meinen beiden Engeln damit einen Gruß von der Erde sendete.
Wir schauten wie so oft im Fernsehen „Dinner for one" ... „The same procedure as last year" ... Nein. Alles war jetzt anders, und das machte mir zu schaffen.

„Mama“, sagte Felix, „falls du um Mitternacht wach wirst, kannst du mich dann wecken? Ich kann dann den Vorhang öffnen und wir schauen uns gemeinsam das Feuerwerk über Innsbruck an. Wir haben bestimmt eine tolle Aussicht von hier oben!“ Ich nickte traurig und wünschte meinem Sohn eine gute Nacht. Ich selber lag noch eine ganze Weile wach. Zum einen hielten mich die Schmerzen vom Schlaf ab - und auch die Trauer übermannte mich mal wieder mit ihrer ganzen Macht und diesem unbeschreiblichen Schmerz.
Irgendwann fiel ich doch in einen unruhigen Schlaf. Wie in jeder Nacht wachte ich auch in dieser Nacht auf. Ich klingelte sonst immer sofort nach der Schwester, damit sie mir ein weiteres Schmerzmittel verabreichen konnte. Aber das, was dann geschah, ist mit Worten kaum zu beschreiben.

Zum allerersten Mal in dieser Zeit spürte ich keine körperlichen Schmerzen. Hinter den zugezogenen Vorhängen sah ich das Feuerwerk und Felix schlief ganz entspannt neben mir. Ich hangelte nach meiner Uhr und sah, dass wir kurz nach zwölf hatten. Das neue Jahr war da. Ich atmete tief durch und hatte irgendwie ein gutes Gefühl in mir. Ja, das Jahr konnte nur besser werden ... Was sollte mir jetzt noch passieren? Was konnte schlimmer sein als das, was ich jetzt gerade erlebte?
Ich wollte gerade mein Versprechen einlösen und Felix wecken, als mich etwas davon abhielt.
Ich spürte plötzlich eine unglaublich starke Wärme in meiner Brust, die sich rasant durch meinen ganzen Körper ausbreitete. Es war keine dieser Hitzewellen, bei der man am liebsten die Decke aus dem Bett werfen möchte, es

war vielmehr ein so wohliges Gefühl, das mich komplett umhüllte. Es fühlte sich ein bisschen so an, als würde ich in warmem Sand liegen, der sich überall an meinen Körper schmiegte.
In diesem Moment fühlte ich eine so starke Liebe in mir, wie ich sie vorher noch nie gespürt habe. Ich hatte das Gefühl, dass mein Körper leuchtete. Ich konnte es nicht wirklich mit meinen Augen sehen, aber ich spürte um mich herum einen gelbgoldenen Lichtschein. Das ganze Krankenzimmer war erfüllt von Liebe und einem unglaublichen Frieden. Zum ersten Mal war mir der Ausdruck „Ich spüre Frieden in mir" mehr als nur dahingesagte Worte. **Ich war** Liebe, **ich war** Frieden. Eine ungeheure Glückseligkeit erfasste mich.
Und da wusste ich plötzlich, es hat mit meinen beiden Engeln zu tun. Mir war klar, dass es ihnen gut geht und ich die zwei loslassen kann. Ich spürte eine unheimliche Kraft in mir, und täglich denke ich an diese Nacht zurück. Lange habe ich nach Worten für dieses Gefühl gesucht. Heute weiß ich, dass ich in diesen Minuten Gottes Liebe erfahren durfte.

In jener Nacht ist etwas in mir erwacht. Ich wusste, dass ich dieses Leben leben wollte. Dass alles gut ist, so wie es ist. Ich wollte wieder glücklich werden und wusste, dass ich es schaffen würde. Dieses Vertrauen in mein Leben resultiert aus dem Vertrauen in Gott, denn ich habe die göttliche Liebe am eigenen Leib erfahren dürfen. Diese Dankbarkeit und dieses Wissen lässt mich anders leben. Ich bin ein Stück zu Gott zurückgekehrt, und dieser Weg war wichtig und gut für mich. So kann ich auch für meinen Sohn die Mutter sein, die ihn wachsen lässt, - und

dafür sorgen, dass er starke Flügel und starke Wurzeln bekommt.
Starke Flügel, damit er weit fliegen kann, und kräftige Wurzeln, die ihm Halt geben, egal wie stark die Lebensstürme auch sein mögen.

Mit dieser unglaublichen Erfahrung gelang mir das Loslassen von Michael und Annika. Ich spürte und wusste, dass sie in dieser Liebe sind und uns nichts trennen kann.

Felix fährt heim

Vielleicht

Vielleicht ist alles, was uns trennt,
alles was im Herzen brennt
und alles, was im Stillen weint,
dasselbe, das uns bald vereint.
Vielleicht ist alles, was uns bliebe,
vielleicht ist einfach alles Liebe.

~ aus „Schmetterlingspoesie – Band 1" ~

Die Tage im Krankenhaus wurden für Felix zur Qual. Seine Verletzungen waren soweit ausgeheilt und er verbrachte die meiste Zeit damit, irgendwelche Zeichentrickserien im Fernsehen zu schauen. Die Zeit mit mir in einem Zimmer hatte er sich ganz anders vorgestellt.

Nachdem ich nun endlich wieder feste Nahrung zu mir nehmen durfte, kämpfte ich derweil mit meiner wieder anlaufenden Verdauung. Während ich auf der Pfanne weilte, musste Felix das Zimmer verlassen und stand alleine auf dem Krankenhausflur. Eine sehr lange Zeit, denn ich war nicht in der Lage, mein Verdauungssystem durch gutes Zureden zu motivieren.
Ich kann mich noch gut erinnern, wie er heulend und wütend ins Zimmer gestampft kam.
Er schimpfte mit mir. „So hab ich es mir nicht vorgestellt. Ich stehe da die ganze Zeit wie ein Doofer auf dem Kran-

kenhausflur und darf nicht wieder zu dir. Wenn ich neben dir liege telefonierst du die meiste Zeit, und überhaupt, du kannst ja auch gar nicht mit mir spielen.“ Er brach in Tränen aus und schrie mich an: „Ich will mein altes Leben zurück, ich will nach Hause!“

Da war es raus. Seit Tagen schon merkte ich eine Veränderung an seinem Verhalten. Fast lethargisch lag er die meiste Zeit mit der Fernbedienung des Fernsehers in der Hand neben mir. Auch an seinem Körper nahm ich Veränderungen war.

Seine Haut war stark gerötet und juckte. Die Ärzte vermuteten eine beginnende Neurodermitis. Ja, mein Kleiner fühlte sich eindeutig nicht mehr wohl in seiner Haut. Es wurde Zeit, dass wir da eine Veränderung vornahmen.

„Dein altes Leben kann ich dir nicht zurückgeben“, sagte ich, „aber wenn du Heimweh hast, nach deinen Freunden und nach deinem gewohnten Umfeld, dann werden wir eine Lösung finden.“

Die Ärzte sagten mir, dass ich wohl noch einige Zeit im Krankenhaus bleiben müsse. Sie deuteten zwar schon eine Verlegung nach Deutschland an, aber ein bisschen besser müsste es mir für die lange Fahrt schon noch gehen.

Nachdem Felix sich etwas beruhigt hatte, konnten wir wieder miteinander reden. Zu den Großeltern wollte er nicht so gerne. Sie wohnen beide in anderen Städten. Sein Wunsch war es, so nah wie möglich nach Hause zu kommen. Er wollte auch nach Ferienende wieder zur Schule gehen, und ein weiteres Mal konnte ich in dieser Situation auf meine lieben Freunde Paul und Elisabeth bauen.

Sofort boten sie mir selbstlos ihre Hilfe an und waren bereit, Felix bei sich aufzunehmen, bis ich wieder in der

Lage war, mit ihm in unserem Haus zu leben.
Sehr bald stand fest, dass Felix am 03. Januar 2009 von meinem Bruder und meiner Schwägerin abgeholt werden sollte und seine Heimreise bevorstand.
Während meine Eltern und auch mein Bruder sich sorgten, dass Felix zu große Sehnsucht nach mir bekommen könnte, merkte ich eine Sicherheit in mir und in Felix, die mir jeden Zweifel nahm.
Am 02. Januar reisten Thomas und Nicole mit dem Zug an und ich durfte an diesem Tag zum ersten Mal „zur Feier des Tages" im Rollstuhl einen kleinen Ausflug in das Krankenhausrestaurant „Pizzeria Chirurgie" machen. Bei einer Pizza saßen wir zusammen und erzählten viel von Micha und Anni. An diesem Abend lag die Traurigkeit über den Verlust so nah bei der Freude über die gemeinsame Zeit. Gerade noch lachten wir - und in der nächsten Minute rollten uns die Tränen über das Gesicht.
Beim Essen hatte ich auch noch eine Überraschung parat. Mein Verlegungstermin stand inzwischen fest. Vier Tage nach Felix, also am 07. Januar, sollte auch meine Reise nach Deutschland in ein heimatnahes Krankenhaus anstehen. Es kam fast Euphorie auf, und Felix strahlte über das ganze Gesicht. Ich war auch froh, dass unsere Trennung nur von kurzer Dauer sein sollte.
„Mensch, Claudia, das ist ja prima, dann hast du ja auch vielleicht die Möglichkeit, am Trauergottesdienst am 09. Januar teilzunehmen", freute sich Nicole.
Ein Gefühlschaos stürzte auf mich ein. Ich wusste von dem Termin, hatte aber kein einziges Mal darüber nachgedacht, beim Gottesdienst dabei zu sein. Und ich konnte erst einmal auch gar keine Entscheidung fällen. Ich lernte dann, dass man sich auch ruhig Zeit lassen darf, um in

Ruhe in sich hinein zu hören, und dann später eine Entscheidung zu treffen.
Erst wollte ich mal in Marl ankommen und dann weiterschauen.

Nach unserem Pizzeria-Besuch packten Thomas und Nicole Felix' Tasche und bereiteten alles für die Abreise vor. Am nächsten Morgen um sechs Uhr sollte es für Felix losgehen.
Mein Kleiner war gleich hellwach, und zur Verabschiedung nahmen wir uns liebevoll in die Arme. Ich wollte den Abschied so schnell wie möglich hinter mich bringen und zeigte Felix nicht, wie schwer es mir in dem Moment fiel, ihn gehen zu lassen.
Dies war einer meiner schwersten Tage nach dem Unfall. Noch nie in meinem Leben habe ich mich so verlassen gefühlt wie an dem Tag, als Felix nach Hause fuhr.
Ich hatte das Gefühl, dass mir jetzt auch das Letzte, was mir noch geblieben war, genommen wurde. Ich saß bewegungslos in meinem Rollstuhl vor dem Fenster, starrte auf die Innsbrucker Berge und weinte so hemmungslos wie nie zuvor.
Ich fühlte mich so aufgewühlt, überwältigt von diesem Schmerz, und eine unendliche Leere erfüllte das Krankenhauszimmer.
So saß ich stundenlag am Fenster und hörte, wie zwischendurch die Krankenschwestern leise nach mir sahen, mich aber nicht ansprachen. Sie ließen mich weinen, und es tat auch gut, ohne Rücksicht auf meinen Sohn alles raus zu lassen. Ich blickte auf die Berge und die Häuser, als mein Blick an einer hell erleuchteten Dachgaube mit einem großen Fenster wie gebannt hängen blieb.

Obwohl das Haus ein ganzes Stück entfernt war, sah ich ganz deutlich in diesem großen Fenster jemanden in einem herrlichen weißen Kleid, das aussah wie ein Brautkleid. Aber es war nicht dieser Anblick, der mich stutzig werden ließ, sondern das Gefühl, das in mir aufwallte.
Mir war, als stehe Annika in diesem wunderschönen Gewand in der Gaube, - als mein Engel der Hoffnung. In meinen Gedanken hörte ich ihre Stimme, die mir gut zusprach, mich tröstete und mir versprach, auf Felix gut aufzupassen.

Ich glaube ich saß stundenlang so am Fenster und nahm dankbar das Gefühl tiefen Friedens in mich auf.
Als ich zu späterer Stunde erneut zu dem Fenster schaute, war nichts mehr zu sehen ...

Meine Heimreise

Allein?

„Wie stark muss man sein,
um ganz allein
solche Schmerzen zu ertragen?"
Das fragte ich,
dann hört' ich dich
leise zu mir sagen:
„Du bist so stark und nie allein.
Komm, lass mich einfach bei dir sein,
ohne nach dem Grund zu fragen."

~ aus „Schmetterlingspoesie – Band 1" ~

Nach einem nervenaufreibenden Hin und Her mit den Versicherungen haben wir uns für meine Heimreise für einen Krankentransport mit einem Krankenwagen entschieden. Früh am Morgen des 07. Januar ging es los. Zwei nette Sanitäter standen mit einem Transportrollstuhl in meinem Zimmer und ich war aufgeregt wie ein kleines Schulmädchen. Im Moment des Aufbruchs war ich voller Freude, nicht nur meinen Sohn bald wiederzusehen, - ich freute mich auch besonders auf all die Freunde, mit denen ich über Tage telefoniert hatte und bei denen ich mich nun endlich persönlich bedanken könnte.
Die beiden Sanitäter waren sehr mitfühlend und es entstand in kürzester Zeit eine angenehme Harmonie. Während einer von ihnen den Krankenwagen lenkte, saß der

zweite neben mir im hinteren Teil des Wagens und versuchte mich zu trösten und zu unterhalten. Wir redeten viel über den Unfall und all das Geschehene der vergangenen zweieinhalb Wochen. Ich spürte, dass meine Begleiter als Trauerbegleiter geschult waren und fühlte mich gut aufgehoben.
Irgendwann fiel ich in einen traumlosen Schlaf, und als ich wieder erwachte, hörte ich Annikas Musik von ihrem iPod, was mich sehr berührte. Liebevoll nahm Herbert meine Hand in seine und tröstete mich.

Mittlerweile waren wir schon eine ganze Weile unterwegs, und je näher wir der Heimat kamen, desto größer wurde die Beklemmung, die ich empfand.
Mir brach kalter Schweiß aus und mein Magen zog sich zusammen. Ich hatte Angst vor dem, was mich nun erwartete. Ich fürchtete, dass meine bisherige Stärke nur darauf beruhte, dass ich so weit weg von zu Hause war. Vielleicht fiel ich jetzt ins Bodenlose. Darauf hatten mich schon viele vorzubereiten versucht.

Draußen herrschte dichtes Schneetreiben und auf der Autobahn schoben sich die Autokolonnen nur langsam voran. Während ich immer aufgewühlter wurde, rief ich meinen Bruder an und hatte Glück, ihn noch in der Firma zu erreichen. Ich bat ihn darum, bei meiner Ankunft im Krankenhaus da zu sein. Ich musste heute einfach noch ein vertrautes Gesicht sehen. Er versprach mir zu kommen und eine zentnerschwere Last fiel von mir ab.
Die letzten Kilometer verbrachte ich schweigend. Die Straßen waren mir mittlerweile vertraut. Ich versuchte, mich zu entspannen und konzentrierte mich auf meine At-

mung. Der Ambulanzwagen bog in die Zufahrt der Notaufnahme ein und das große Rolltor öffnete sich automatisch. Durch das Autofenster konnte ich einige Ärzte und Schwestern sehen, die geschäftig über die Flure liefen. Durch das Fenster in der Türe zur Aufnahme schaute ein Arzt, und war genauso schnell wieder weg, wie er aufgetaucht war.
„So, da sind wir. Wir werden jetzt einen Rollstuhl organisieren und ich schaue nach, ob ich ihren Bruder finde. Und dann bringen wir sie auf ihr Zimmer."

Ich wartete eine Weile und wurde schnell ungeduldig. Wo war mein Bruder? Und überhaupt, was war hier los? Wieso war der Arzt nicht rausgekommen, der uns vorhin gesehen hatte?
Ich wurde in den Rollstuhl gehoben und in ein Behandlungszimmer geschoben. Der Arzt (den ich vorher am Fenster gesehen hatte) spielte den Ahnungslosen. Meine Ankunft war von Österreich aus organisiert worden, aber er wusste von nichts und meinte, dass es wohl ein Problem geben könnte, da das Krankenhaus schon überbelegt sei. Ich fragte nach meinem Bruder und er gab mir barsch zur Antwort, dass wir jetzt erst mal Wichtigeres zu klären hätten. Wenn das erledigt sei, würde man meinen Bruder zu mir lassen. Alles zu seiner Zeit.
Das war zu viel für mich. Meine Nerven lagen sowieso schon blank und das war der berühmte Tropfen, der das Fass zum Überlaufen brachte.
„Jetzt hören Sie mir mal zu!", schrie ich ihn an, „ich war jetzt über zehn Stunden mit dem Krankenwagen unterwegs, ich habe meinen Mann und meine Tochter verloren und wenn es jemanden gibt, der seelischen Beistand

braucht, dann bin **ich** das, und zwar jetzt **sofort** und nicht erst, wenn es **Ihnen** passt!“
Er murmelte etwas von hysterisch, aber immerhin kam innerhalb von einer Minute mein Bruder - gefolgt von Michaels Mutter und einem guten Freund der Familie - durch die Tür. War das ein schönes Gefühl, die vertrauten Gesichter zu sehen und sich gegenseitig in den Arm zu nehmen.
Den Arzt habe ich nicht mehr zu Gesicht bekommen. Das war auch besser so. Er schickte einen Kollegen, der sehr nett und einfach menschlich war. Innerhalb kürzester Zeit war ein Zwei-Bett-Zimmer für mich gefunden, und meine treuen österreichischen Begleiter wurden verabschiedet. Sie machten sich direkt auf den Rückweg. Das Wetter war wirklich grausig und ich bat um eine Nachricht, wenn sie gut in Innsbruck angekommen seien.

Zwei Tage später schrieb mir einer von ihnen einen kleinen Brief:

„Hallo Claudia!
Wir sind gut in Innsbruck angekommen.
Als wir im Krankenhaus in Marl waren hatten wir beabsichtigt, dass du zuerst mit deinem Bruder zusammen kommst. Dies ist uns leider nicht gelungen, da der Arzt alles abgeblockt hat.
Ich habe dir ja von meinen Kindern und Enkelkindern erzählt und sie haben mich gefragt, wo ich denn hingefahren bin. Sie schauten mich mit großen Augen an, als ich ihnen alles erzählte. Es war einige Zeit sehr still bei mir zu Hause.
Ich habe seit vielen Jahren ein Bild von der Muttergottes

bei mir zu Hause, dies will ich dir schenken, damit sie Dich schützt und stärkt.

Sanitäter Herbert“

Auf meinem Zimmer angekommen begrüßte ich meine Mitpatientin, eine über achtzigjährige Frau. Mein erster Gedanke: „Das hat mir gerade noch gefehlt.“
Ich wäre am liebsten mit meinem Bruder mitgefahren, ich wollte auf keinen Fall hierbleiben. Ich spürte Heimweh nach meinem alten Leben.

Als meine Familie sich verabschiedet hatte, überreichte mir eine Krankenschwester eine Kondolenzkarte von einer Freundin aus meiner Nachbarschaft, die heute schon an der Pforte für mich abgegeben worden war.

„Ich wünsche Dir etwas Schweres: „Leichtigkeit!“ .....

„Hallo Claudia,

... wenigstens so viel, um den Kopf nicht einfach hängen zu lassen und für Dich und Felix genug Kraft zu haben, auch ohne Annika und Micha weiterzumachen. Das heißt, irgendwie werden die beiden ja doch immer bei euch sein.
Auf jeden Fall freue ich mich, dass Du zumindest soweit genesen bist, dass Du schon mal wieder hierher kommen kannst. Du würdest Dich wundern, wenn Du hörst, was Ihr hier auslöst, jeder scheint Euch hier zu kennen, vor allem Annika, die Hübsche mit ihrem Temperament und

die stets so freundlich ist ... Überall wird man hier auf Euch angesprochen, mit allen guten Wünschen für Dich und Felix und jeder wischt sich nochmal verstohlen die Tränen weg. Schade nur, dass es so ein trauriger Anlass ist.
Für Lena ist klar, dass Micha und Annika jetzt oben mit den Engeln Weihnachten gefeiert haben und Annika nun im Himmel den Engeln das Cheerleadern beibringt und hier unten auf alle kleinen Cheerleader aufpasst ... Schön, dass die Kinder so ohne Kompromisse nur an das glauben können, was ihnen gut tut.

Ganz liebe Grüße und Wünsche

Mit diesem Brief, der genau zum richtigen Zeitpunkt zu mir gefunden hatte, spürte ich wieder ein kleines bisschen meiner Kraft zurückkommen und ich versuchte, in dieser ersten Nacht zurück in Deutschland etwas Schlaf zu finden.

Wieder in Deutschland

Ende?

Die Dankbarkeit für Schmerzen,
für die Dunkelheit im Herzen,
wächst erst am Ende aller Tränen,
wenn wir uns am Ende wähnen,
doch ist das Ende ein Beginn,
ist es am Ende, was ich bin?

~ aus „Schmetterlingspoesie – Band 1“ ~

Ich hatte das Gefühl, die ganze Nacht nicht geschlafen zu haben. Wenn ich abends das Licht ausknipste, waren Micha und Annika ganz nah bei mir. Vor dem Unfall hatte ich Annika immer ins Bett gebracht. Trotz ihrer dreizehn Jahre wollte sie jeden Abend noch von mir am Bett verabschiedet werden. Jetzt drehten wir einfach den Spieß um und ich ließ sie an mein Bett kommen.
Ich atmete tief ein und aus und hörte ihre Stimme, wie sie mir sagte, dass ich die allerbeste Mama der ganzen Welt sei, und wie froh sie sei, so eine Mama wie mich zu haben. „Mama, weißt du eigentlich wie lieb ich dich habe? Von hier bis zum Mond und wieder zurück!“ Das hatten wir uns oft gesagt und es tat mir gut, es auch jetzt noch zu hören.
Auch wenn dabei die Tränen über meine Wangen liefen, - weinen befreit, und ich habe mich nie meiner Tränen geschämt.

An diesem ersten Tag im Krankenhaus lernte ich ein wenig vom Krankenhausalltag in Deutschland kennen. Psychologen und Ärzte stellten sich vor. Und immer begrüßte ich jeden mit dem Satz: „Sie können ganz normal mit mir sprechen ..." Ich wollte keine Hemmschwellen, und durch meine offene Art, mit der Trauer und dem Verlust umzugehen, begegneten mir auch viele Ärzte und Schwestern mit einer Ehrlichkeit, die mich berührte.
So gestand mir ein Arzt zum Beispiel, er habe fünf Minuten vor der geschlossenen Zimmertür gestanden, weil er sich gar nicht getraut habe, mir gegenüber zu treten. Weil er einfach Angst hatte und nicht wusste, wie er sich verhalten sollte. Da ich offen mit ihm sprach, konnte er es dann auch, und wir hatten wirklich tolle Gespräche miteinander.

Meine Freude war riesig, als am Nachmittag Elisabeth mit Felix ins Krankenhaus kam. Es tat so gut, ihn wieder in meine Arme zu schließen. Am liebsten hätte ich ihn nie mehr losgelassen.
An diesem Tag, am Donnerstag, dem 08.01.2009, wurde für die gesamte Jahrgangsstufe 8 und die Klasse von Felix ein Gedenkgottesdienst in Haltern gefeiert. Bettina hatte ihr Versprechen eingelöst und zusammen mit meinem Freund und Diakon Markus und Freunden von mir und Annika diesen Gottesdienst vorbereitet, der allen noch einmal die offene und lebenslustige Annika vor Augen führte und den Kindern die Möglichkeit gab, Abschied zu nehmen und den Verlust zu verarbeiten.
Elisabeth und Felix erzählten mir vom Gottesdienst und brachten mir ein kleines Liedheft mit den Texten und Liedern mit, die die Freundinnen von Annika dort vorgetra-

gen hatten.
Ich nahm das Heftchen still in meine Hand und las die Worte der Freundinnen und Freunde.
Auf dem Titelblatt war ein wunderschönes Foto von Annika abgebildet und darunter stand geschrieben:

Du bist nicht mehr da, wo du warst,
aber du bist überall, wo wir sind.
Du wirst nicht sterben,
solange ein anderer dein Bild
im Herzen trägt.

Wo magst du jetzt wohl sein?
Im Paradies? Im Himmel droben?
Bist du gar dort, wo Englein sind?
Nachts bei den Sternen oben?

Kannst du uns sehen?
Spürst du unseren Schmerz?
Kannst du unsere Not fühlen,
die ganz tief drin sitzt in unserem Herz?
Kann deine Seele uns berühren?

Wo war dein Schutzengel, Annika?
Wo war er nur an diesem Tag?
Ward er hinfort geweht vom Wind?
Schlief er sogar, hielt keine Wacht?

Die Worte fehlen uns zu sagen,
wie du uns fehlst.

So hoffen wir: nach vielen Tagen,

werden wir für immer bei dir sein.

Ich hebe noch zum Gruß die Hand,
Hör dein erlöstes Lachen.
Du fliegst an uns vorbei
und folgst jetzt deiner Spur
in ein anderes Land.

Für Annika von Kira, Julia, Vera, Anka, Caro und Lisa, die den Mut und die Kraft hatten, diese Zeilen trotz ihrem großen Schmerz vor allen in der Kirche vorzutragen. Dazwischen wurde ein Lieblingslied von Annika, „Yesterday" von Leona Lewis, eingespielt. Ich war unsagbar stolz auf die Mädchen.

Bettinas Tochter Julia hatte einen wunderschönen Traum von Annika geträumt, den Markus in seiner Predigt auch erwähnte:

... Annikas Freundin hat etwas berichtet, was mir sehr viel bedeutet, was mir Trost gibt und mir Hoffnung gemacht hat:

In einem Traum durfte sie Annika begegnen. Annika stand in einem hell erleuchteten Raum und lächelte. Dann sagte Annika zu ihr:

„Seid nicht traurig, mir geht es gut!"

Ja, wir sind traurig, weil wir Annika nicht mehr so wie früher bei uns haben, weil wir ihr Lachen nicht mehr hören können, weil sie uns fehlt.

Aber wir dürfen uns damit trösten, dass sie dort, wo sie nun ist, gut aufgehoben ist.

„Seid nicht traurig, mir geht es gut!“
Glauben wir ihr ...

Ich bekam an diesem Donnerstag noch Besuch von meinen Eltern und Schwiegereltern, die mich sehr unterstützten und mir auch sämtlichen Schriftverkehr abnahmen, mit dem ich auch total überfordert gewesen wäre.
Sie brachten mir jede Menge Briefe und Kondolenzkarten mit. Es war überwältigend, wie viele Menschen an uns dachten und uns beistanden. Beim Lesen der Karten übermannten mich meine Gefühle und ich ließ den Tränen freien Lauf.

Eine Mutter von Annikas Klassenkameraden schickte mir folgenden Brief:

„Liebe Claudia Fromme und Sohn!
Zum Tode Ihres Mannes und von Annika möchten wir Ihnen unser großes Mitgefühl ausdrücken. Annika war die Klassenkameradin unter anderem meines Sohnes und es ist mir ein Bedürfnis Ihnen mitzuteilen, wie betroffen er war (und immer noch ist), als er am Montag erfahren hat, was passiert ist. Ich habe ihn noch nie (auch beim Tod seiner beiden Omas) so weinen gesehen. Seit Tagen brennt in seinem Zimmer eine Kerze neben der Anzeige und er hat gestern Abend einen 6-seitigen Brief (dessen Inhalt ich nicht kenne) an Annika geschrieben. Auf dem Umschlag steht: „An den hellsten Stern am Himmel – für Annika“ Ich weiß nicht, was er mit dem Brief macht, aber ich*

denke, es ist ein Zeichen, dass er Annika sehr mochte und auf diese Weise versucht, zu verstehen.
Jede Mutter, zumal unsere Kinder im gleichen Alter sind, kann ihren Verlust nachempfinden, der Sie ja sogar doppelt getroffen hat. Ich glaube, alle, wie auch ich, denken in diesen Tagen ständig an Sie. Ich hoffe sehr, dass Sie auch bald wieder gesund sind und es Ihnen und Ihrem Sohn gelingt, mit Ihrer Trauer umgehen zu können und sie viel Hilfe und Unterstützung dabei erhalten!
Vielleicht freut es Sie ein bisschen, zu wissen, wie viel Annika anderen bedeutet hat und dass Sie nicht vergessen wird!
Wir wünschen Ihnen beiden alles, alles Gute und viel Kraft in nächster Zeit.

*Markus hat die Kinder ermuntert, Briefe zu schreiben, die zum späteren Zeitpunkt bei der Beisetzung mit ins Grab gelegt werden sollten.

So viele Menschen dachten an uns, beteten für uns. Wir waren in so vielen Gedanken.
Das Gefühl, von so einer großen Gemeinschaft getragen zu werden, machte mich stark. Und so fühlte ich mich auch am nächsten schweren Tag.

Der Trauergottesdienst

Immer

Und immer wenn du glaubst, ich sei dir fern,
bin ich dir nah.

~ aus „Schmetterlingspoesie – Band 1" ~

Entgegen des gutgemeinten Rates meiner Psychologin lehnte ich die Einnahme von Psychopharmaka ab. Ich wollte meine Wahrnehmung nicht beeinflussen und den Trauergottesdienst bei vollem Bewusstsein erleben. Ich wollte jetzt trauern, alle Gefühle zulassen und mich nicht betäuben, um später vor einem noch größeren Scherbenhaufen zu stehen.
Im Rollstuhl wurde ich mit einem Krankenwagen zur Kirche gefahren. Wie habe ich mich gefühlt an diesem Morgen? Ich spürte keine Angst, keine Erregung, keinen Schmerz - ich fühlte nichts.

Es war ein wunderschöner, klirrendkalter Wintertag. Die Temperatur lag bei –14°C. Der Himmel war so intensiv blau, wie es das nur im Winter gibt. Es hatte geschneit, die Welt sah sauber und friedlich aus. Wir hatten einen herrlichen Wintertag. Ich war mir sicher, dass Micha und Annika sich genau so ein Wetter für ihren Abschied ausgesucht hatten.
Als unser Wagen auf den Parkplatz der Kirche fuhr, sah ich die vielen Autos dort stehen. Durch einen Seitenein-

gang wurde ich in die Kirche gefahren.
Und dann sah ich diese unglaubliche Menschenmenge. So viele Augen sahen mich an, senkten zum Teil ihre Blicke, ich lächelte und war erfüllt von Freude. All die Freunde, mit denen ich telefoniert hatte, von denen ich wunderbare Briefe und Karten bekommen hatte, - alle waren da. Die Kirche schien aus allen Nähten zu platzen. Es standen sogar Menschen bei diesen eisigen Temperaturen draußen, weil drinnen kein Platz mehr war. Mehr als fünfhundert Leute waren gekommen, um Abschied zu nehmen.
Ich wurde neben die erste Reihe geschoben, und Felix saß neben mir. Er flüsterte mir zu: „Mama, ich hab zwei Päckchen Taschentücher mitgenommen. Meinst du das reicht für uns beide?“ Ich nickte, während ich seine Hand streichelte.
Ich sah die beiden Holzsäulen mit den Porträtbildern von Michael und Annika vor dem Altar aufgebaut.
Sie lächelten und schauten beide genau in meine Richtung. Ich nickte ihnen zu. Sie waren beide da, - ich konnte ihre Gegenwart ganz deutlich spüren.

Der Pastor begrüßte uns mit folgenden Worten:
„Der Anlass, der uns heute Morgen hier zum Gottesdienst zusammenführt, hat uns alle, als wir kurz vor Weihnachten davon erfuhren, innerlich an unsere Grenzen geführt. Dass Sie einen schweren Verkehrsunfall hatten, den Michael und Annika nicht überlebt haben sollen und der Sie schwer verletzt hat, überstieg unsere Vorstellungs- und Fassungskraft um Längen. Das Erschrecken, die Lähmung und die Trauer waren und sind immens. Zunächst einmal möchte ich sagen, dass wir sehr froh und dankbar sind, dass Sie, Frau Fromme und du, Felix, heute hier

wieder bei uns seid und Ihre Genesung, Frau Fromme, gute Fortschritte macht.
Was bleibt, ist der Tod von Michael und Annika. Die Lücke im Herzen sticht, die Endgültigkeit macht uns zu schaffen. Es ist passiert, es lässt sich nicht ungeschehen machen, dieser Wirklichkeit haben wir uns zu stellen. Wir müssen das Unvorstellbare denken.
Nicht wenige fühlen sich da wie vor einem Abgrund, vor dem man unschlüssig scheut. Er lässt sich nicht einfach ignorieren, man kommt nicht darum herum, hineinzuschauen. Man ahnt schon den Schwindel, der einem beim Anblick seiner Tiefe überfällt und sieht dabei kein Geländer, an dem man sich festhalten könnte.
Und doch ist der Blick hinein notwendig und heilsam. So sehr wir auch empfinden, dass die Zeit, ja, das Leben stehen bleiben, wenn einen ein solches Unglück trifft, wir alle müssen, dürfen zurück ins Leben. Es ist kein Frevel, so zu denken, auch nicht gegenüber den Toten. Denn bei allem, was Sie mir über Michael und Annika erzählt haben, und was ich im virtuellen Kondolenzbuch des TUS 05 gelesen habe, kann ich mir nicht denken, dass Michael und Annika etwas anderes uns gönnen könnten, ja von uns erwarteten, als das.
Diesen Weg dahin geht jeder von uns auf seine Weise, mit seinem Tempo. Das Hineinschauen in den Abgrund des Verlustes, sich der Abgrundtiefe zu stellen, sie zu akzeptieren, ist der erste Schritt dahin. Der geschützte Raum dieses Gottesdienstes ist ein geeigneter Ort dafür. Auch ich kann nichts ungeschehen machen, ich kann es Ihnen auch nicht schönreden. Aber ich kann Sie auf das Geländer des Glaubens und der Gegenwart Gottes aufmerksam machen. Wer es ergreift, der kann den Blick in die Tiefe

wagen, ohne Angst haben zu müssen, von ihr aufgesogen zu werden.
Unter den Kerzen, die unmittelbar nach dem Geschehen auf dem Treppenabsatz Ihres Hauses brannten, war eine Besondere. Ein Baum war darauf zu sehen, vom Sturm über die Schmerzgrenze hinaus zur Seite gebogen. Doch der Stamm blieb verwurzelt im Boden des Erdreiches und der Baum war lebendig grün. Darunter das Wort: Gott nimmt uns die Last des Lebens nicht ab, aber gibt die Kraft zum Tragen.
Das kann heute Morgen so etwas wie eine Überschrift über unseren Gottesdienst sein. Schließen wir uns zusammen vor Gott, um uns gemeinsam in ihm und bei ihm festzumachen."

Nach der Begrüßung durch den Pastor flüsterte mir Felix zu: „Mama, mir ist gar nicht nach weinen zumute."
„Mir auch nicht", flüsterte ich leise zurück.
Ich schaute auf Micha und Annika und erinnerte mich an meine Hochzeit und auch Annikas Taufe, die wir genau in dieser Kirche gefeiert hatten.
Es war, als würden die Erinnerungen vorbeiziehen. Sie hinterließen einen bittersüßen Nachgeschmack. Vorbei ... das kommt nie wieder, aber die Erinnerung nimmt mir keiner.

Der Pastor fuhr mit seiner Predigt fort:

„Wenn solch unfassliche Dinge passieren wie der Tod zweier geliebter Menschen, viel zu jung, viel zu früh, viel zu plötzlich, fangen in unserem Kopf die Fragen an zu kreisen und verfolgen uns zum Teil bis in den Schlaf. Warum musste das geschehen? Warum ausgerechnet Michael und Annika? Wo bleibt die Gerechtigkeit? Wie konnte Gott das zulassen? Was haben wir verbrochen, dass es uns so trifft? Und jede Menge „hätte“, „wäre“ und „könnte“. So sehr sich diese Fragen und Überlegungen aufdrängen, so vordergründig plausibel sie scheinen, so haben sie doch alle eines gemein: Auf sie gibt es keine Antwort; sie führen zu nichts, außer dass sie uns innerlich rastlos und verrückt machen; sie locken uns auf eine falsche Fährte, in die Sackgasse.

Doch auseinandersetzen mit unserem auf den Kopf gestellten Leben müssen wir uns schon. Zur Tagesordnung übergehen, einfach so, als ob nichts passiert wäre, ist ebenso wenig eine Lösung, die nach vorne weist. Vor Trauer kann man auf Dauer nicht davonlaufen. Halten wir besser Ausschau nach all dem, was uns in unserer Situation hilft und Freude schenkt, was uns aufrichtet und Kraft verleiht, was uns Mut macht zu einem nächsten Schritt und uns Halt gibt, damit unsere Trauer ins Leben weist.

Und da geht der erste Blick natürlich auf Annika und Michael selbst. Um wirklich angemessen würdigen zu können, womit die beiden uns beschenkt haben, müssten wir eigentlich all die Einträge auf der Gedenkseite des TUS im Internet zitieren, von denen mich viele sehr beeindruckt haben, müssten eigentlich Annikas Freunde und Mitschüler zu Wort kommen lassen, die gestern in einem Schulgottesdienst ihrer gedachten, müssten das Mikrofon hier jetzt freigeben, auf dass wir einfach von ihnen erzählen.

Annika: ein quietschvergnügter Teenager voller Lebensfreude, der die Musik bis zum Anschlag aufdreht, Model werden möchte und die Qualitäten dafür durchaus mit-

bringt, die eine Bandbreite hat vom Cheerleader bis zur Messdienerin und ein großes Herz hat, das selbstvergessen zu helfen bereit ist, wo sie nur kann.
Michael: ein liebevoller und verlässlicher Ehepartner und Vater, Sohn und Schwiegersohn; einer der anpacken kann und voller Pläne ist, der aufgeschlossen ist, ein Herz hat wie ein Bahnhof, mit einer riesen Portion Sportsgeist ausgestattet ist, der die Fähigkeit besitzt, aufzurichten und Menschen zusammenzuführen.
Ich bin sicherlich der Letzte, der hier auch nur annähernd ein Bild von ihnen beiden zeichnen kann, das ihnen wirklich gerecht wird.
Aber schon diese wenigen Stichworte, die in den letzten Tagen so oft anklangen, zeigen, welche zwei Sonnenscheine uns da entgegenstrahlen. Und ihr Licht und ihre Wärme sind immer noch da, wirken in uns fort, weil sie uns damit beschenkt und geprägt haben. Die beiden wie selbstverständlich in unserer Mitte zu lassen und was sie uns bedeuten einander freimütig zu erzählen, das ist ein echter erster Schritt von Trauer, die ins Leben weist.
Vielleicht kennen Sie das folgende Wort, das einem Verstorbenen in den Mund gelegt ist, der zu seinen Angehörigen und Freunden spricht:
„Ich habe mich nur in den nächsten Raum geschlichen. Ich bin ich und du bist du. Was je füreinander wir waren, das sind wir noch immer. Nenne mich bei meinem alten, vertrauten Namen, sprich zu mir ungezwungen, wie du es immer tatest. Ändere deinen Ton nicht, trage kein sorgenvolles oder ernstes Gesicht. Warum solltest du nicht weiterhin an mich denken, nur weil du mich nicht mehr siehst? Was ist schon die Zeit, die uns trennt? Ich warte auf dich, irgendwo, nur um die Ecke, sehr nah bei dir."

Ein zweites kommt hinzu und ist ein echter Schritt von Trauer, die ins Leben weist, und es ist mir sehr wichtig, es hier hervorzuheben. Es ist eben bereits angeklungen. Ich sprach von der Internetseite des TUS und den beeindrukkenden Einträgen, ich sprach eingangs von den Kerzen und Blumen auf dem Treppenabsatz, ich müsste unzählige Briefe und Telefonate erwähnen, die Sie erreicht haben mit all den trostreichen Worten, und vor allem so viele, die in diesen Tagen einfach anpacken und helfen und da sind und sich bereit halten in Familie und Nachbarschaft, im Freundeskreis und noch weit darüber hinaus; Freunde, die auch keine Scheu haben werden, mit ihnen zu weinen, wenn in Ihnen die Ahnung von der Lücke im Herzen wieder hochkommt. Ein richtiges Netz ist unter ihnen aufgespannt, das sie trägt, selbst in den Stunden, in denen sie lieber allein sein möchten.

Und ein dritter Teil einer Trauer, die ins Leben weist. Und dieser dritte klingt zunächst wie eine echte Provokation. Ich möchte es so umschreiben: Man muss leben, damit man sich mit dem Tod anfreundet. In dieser Situation, angesichts des Schmerzes über den Verlust und das tiefe Loch, in dem man landet, ein starker Satz. Kann man das überhaupt, sich mit diesem Tod anfreunden, mit dem Tod zweier geliebter und unersetzbarer Menschen anfreunden?
Jeder ist auf seinem Weg – vom Anfang bis zum Ziel. Nur auf einem Teil dieses Weges gehen wir gemeinsam. Abschied und Trennung begleiten uns dabei immer wieder, oft sind sie unsagbar schwer, so wie heute.
Keiner von uns hat seinen Anfang bewusst selbst bestimmt, genauso wenig wie er das Ende bestimmen wird.

Wir werden auf die Bahn gestellt und unser Leben nimmt seinen Lauf. Wir machen uns Pläne, was wir erreichen möchten, was alles zu unserem Leben dazugehören soll. Nach welchen Maßstäben eigentlich? Woran machen wir Glück fest? Sind 80 Jahre doppelt so viel wert wie 40, 26 doppelt so viel wert wie 13? Wir merken, wie Michael und Annikas Tod die gängigen Werte, nach denen wir unser Leben gestalten und die üblichen Wichtigkeiten völlig auf den Kopf stellt und so manches, was in unserem Leben breiten Raum einnimmt, völlig unwichtig werden lässt.
„Man muss leben, damit man sich mit dem Tod anfreundet!“ – ist es das, was übrig bleibt? Das Einüben von Abschied nehmen und Trennung gehört anscheinend zu unserem Leben dazu, auch wenn es die bitterste Lektion ist, die wir zu lernen haben. Die Kunst ist es ja eben, wie wir es gerade gesehen haben, in all dem das Leben und alles, was aus den Fugen geraten ist, neu festzumachen. Erlauben Sie mir, Ihnen daher noch einen dritten Aspekt anzubieten, bei dem unser Glaube eine entscheidende Rolle spielt.
Ich lade Sie ein, sich dazu dieses Wort etwas genauer anzuschauen. Was bedeutet Leben hier? Leben heißt - wirklich leben, nichts auslassen, sich nicht verkriechen, die schönen Seiten des Lebens auskosten, bewusst wählen, was ich erleben möchte. Sie haben das Leben mit den beiden genossen, aus tiefstem Herzen, in tiefen Zügen, vieles Schöne miteinander erlebt und auch Schwieriges miteinander gemeistert. Nur wer wie Sie in diesem Sinne wirklich gelebt hat und aus tiefstem Herzen lebt, wird die Kraft finden, sich mit dem Tod anzufreunden. Deswegen mein dringender Rat, diese Einstellung zum Leben jetzt um Gottes Willen nicht abbrechen zu lassen.

Was ist aber nun damit gemeint: „mit dem Tod anfreunden“? Ich denke, das kann man am ehesten umschreiben mit dem Wort des auferstandenen Jesus an Maria Magdalena am Ostermorgen in der Begegnung am Grab, von dem wir gerade im Evangelium gehört haben. Jesu Rat an Maria Magdalena und an uns: Halte mich nicht fest! Loslassen.

Wer versucht, krampfhaft festzuhalten was war, wird nur erleben, wie ihm alles zwischen den Fingern zerrinnt. Das wäre der Fall ins Bodenlose, die große emotionale Falle, in die man in seiner Trauer tappen kann. Nur das Loslassen gibt, so paradox es auch klingt, wieder festen Boden unter den Füßen. Warum? Wer es wagt, loszulassen, der sieht in der Begegnung mit dem Tod nicht nur ein ‚Aus und Vorbei‘, sondern ist gewiss, dass es selbst hier und jetzt, angesichts des Todes, eine Zukunft gibt, für die Toten wie für den Trauernden. Loslassen kann nur der, der weiß, worauf hin er loslässt, der erwartet, dass da noch was kommt, was auf uns wartet, was noch für uns bereit liegt. Ich möchte sagen: Wir wagen es, loszulassen, - auf unsere christliche Hoffnung hin.

Nur wer wirklich gelebt hat und aus tiefstem Herzen lebt, wird die Kraft zum Loslassen finden, weil er weiß, dass es einen nächsten Schritt gibt, eine Zukunft. Dieses Weiterleben ist dank unserer christlichen Hoffnung jedoch nicht nur ein Weiterleben in der Erinnerung. Halten wir uns vor Augen, dass es der Auferstandene ist, der uns den Rat des Loslassens gibt. Unsere Hoffnung als Christen geht also noch viel weiter. Mit der Taufe haben wir Anteil an Christi Sieg über den Tod. Für diesen Sieg hat Jesus selbst sein Leben hingegeben. Er hat losgelassen, um es neu zu gewinnen. Geheimnis des Glaubens, im Tod ist das Leben.

Das uns vertraute Gleichnis Jesu vom Weizenkorn, das in die Erde fällt und stirbt, und so reiche Frucht bringt, macht dieses Geheimnis anschaulich. Jesus selbst ist in seinem Tod und seiner Auferstehung für uns dieses Weizenkorn geworden und wir können es in seinem Namen füreinander auch werden. So ist der Weg frei, dass aus Tod Leben wird, aus Ende ein neuer Anfang, aus Kälte wohlige Wärme, aus Dunkelheit helles Licht, aus Karfreitag Ostern.

Ich wünsche Ihnen und Euch genau diese Erfahrung möglichst oft: dass Sie ganz hautnah spüren, wie nahe Michael und Annika Ihnen sind, weil sie leben und lebendig sind. Papst Johannes XXIII hat einmal gesagt: unsere Toten gehören nicht zu den Abwesenden, nur zu den Unsichtbaren. Das gilt im Namen Jesu. Und so können wir den auferstandenen Christus auch für unser Leben entdecken. Hier vollendet Trauer, die ins Leben weist. Und so finden wir den nächsten Schritt ins Leben, den wir nach diesem Abschied zu gehen haben und finden werden."

Die Worte lagen noch in der Luft, in der Kirche war es so still, dass ich glaubte, man könne meinen Herzschlag hören. Nicht all seine Worte sind zu mir vorgedrungen. Meine Gedanken machten sich zwischenzeitlich auf ihre ganz eigene Reise. Mittlerweile war mir nach weinen zumute. Felix reichte mir ein Taschentuch und drückte meine Hand. Überall in den Bänken hörte man leises Schluchzen und Nasen wurden diskret geputzt.

Zum Ende des Gottesdienstes ging Paul nach vorne und trug uns seine Gedanken vor:

„Lebensspuren
All die unzähligen Augenblicke mit euch hatten Flügel,
Trübsal war wie weggeblasen.
Ihr brachtet Leben mit und Frohsinn.
Euer Lachen, eure lachenden Gesichter
werden mein Gemüt immer erhellen.
Wo ihr wart, war Langeweile ein Fremdwort.
Wenn du, Annika, „rüber" kamst, ging die Sonne auf
und die guten Ideen sprudelten nur so.
Ein Abend mit dir, Michael, machte immer Laune
und war meistens zu kurz.
Nein, so viele Pferde, wie man mit euch stehlen konnte,
gab es auf der ganzen Welt nicht!
Es war aber immer auch Platz für Nachdenklichkeit,
offene Worte und Einander-Zuhören,
Andere-Meinungen-akzeptieren und sich Überzeugenlassen.
Hatte man sich lange nicht gesehen, fehlte etwas.
Man merkte, wie sehr man sich mochte.
Zusammen frühstücken, grillen, spazieren gehen, Fahrrad fahren, sich gegenseitig helfen in allen möglichen Situationen.
Füreinander da sein.
Das hinterlässt Spuren.
Lebensspuren.
Lieber Michael, liebe Annika, ihr habt einen Platz gefunden in unseren Herzen.
Für immer!"

Ich war Paul dankbar für seine wunderbaren Worte, die meine beiden Engel so wundervoll beschrieben. Viele sind zusammengerückt und hielten sich bei den Händen und lagen sich in den Armen.

Nach dem Schlusssegen kamen noch sehr viele Menschen zu mir. Ich nahm viele Menschen in den Arm (so gut es mit meinen Verletzungen ging). Es tat gut, diese vielen Menschen zu sehen, zu spüren, ja, diese Anteilnahme anfassen zu können.
Annikas Freundinnen litten am allermeisten. Gegenseitig versuchten sie sich Trost zu spenden. Ich nahm auch sie in meine Arme und flüsterte ihnen ins Ohr, dass alles gut sei, dass es Annika gut gehe und sie mit ihrem Papa zusammen an einem wunderschönen Ort ist.

Am nächsten Tag bekam ich einen Brief von meiner Freundin Susi.

„Hey Claudi,

der Trauergottesdienst ist vorbei, traurig, hoffnungsvoll, ein wenig zuversichtlich, glücklich, steigen wir nun wieder in unseren Alltag ein.
Glücklich bin ich, weil ich Dich gesehen habe, wenn auch nur aus der Ferne. Wie ein Fels im Meer kamst Du mir vor, aufrecht hast Du in Deinem, ungemein schicken, Rollstuhl gesessen, wie der Felsbrocken das Wasser teilt, so strömte die Menschenmenge um Dich herum. Ich hatte den Eindruck, Du hattest für jeden eine nette Geste, für jeden einige tröstende Worte, für jeden ein kleines Lächeln, dafür bewundere ich Dich. Ich wollte mich nicht auch noch hinten anstellen, ich habe deine Freundinnen umarmt, Dich drücke ich später.
Die Worte des Pfarrers haben mir gut gefallen, seine Ratschläge will ich versuchen zu bewahren. Über Micha und Annika zu sprechen als wären sie nur im Raum nebenan,

nicht mit sorgenvoller oder gedämpfter Stimme, sondern so, wie wir es immer getan haben. Sich auf Freundschaften besinnen, gemeinsam zu lachen und gemeinsam zu weinen. Weiter zu leben, intensiv, fröhlich, ausgelassen, nachdenklich, kummervoll, glücklich. All das hätten auch deine Worte sein können.
Die ganze Feier über hat mich Micha von seinem Bild angelächelt, ich habe dann mal zurückgelächelt, denn das hätte ihm bestimmt gefallen.
Denke ich an Micha, erinnere ich mich an die Partys, die wir zusammen gefeiert haben. Ich hatte immer das Gefühl, er freut sich wirklich, mich zu sehen. Er kam auf einen zu, offen, lächelnd und nahm sich dann die Zeit für einige persönliche Sätze. Die letzten Worte, die ich mit ihm gewechselt habe, waren auf der Feier von Steffi und Elisabeth, er sprach über Dich, dass Du ehrlich und direkt und manchmal schockierend offen im Umgang mit anderen Menschen bist, dass er das an Dir lieben würde, ich habe ihm beigepflichtet, denn das liebe auch ich an Dir, neben vielen anderen Dingen.
Denke ich an Annika, dann sehe ich einen Wirbelwind voller Farben, Gekicher, blitzenden Augen, Fröhlichkeit, Lebensfreude. Wenn sie in die Halle stürmte zu ihrem Cheerleader Auftritt, dann stach sie heraus aus der Masse, dann riss sie die Zuschauer mit. Der Funke sprang über, ich fand sie einfach wunderbar in ihrer Schlaksigkeit, mit ihrem Temperament, mit ihrer Bewegungsanmut. Ich sah sie dann auf der Geburtstagsfeier von Micha, da tanzte sie ausgelassen, laut und fröhlich mit ihrer Freundin durch die Menge. Ich habe mich damals gefragt, ob ich auch jemals so viel Lebensfreude versprüht habe, ich war ein klein wenig neidisch auf ein junges Mädchen.

Das letzte Mal gesehen habe ich Annika dann auf Deinem Geburtstag, Du erzähltest mir von Eurem „Gezicke" einige Stunden zuvor, wegen dem Mysterium Mathe, das sich Annika nicht ganz erschließen wollte. Ich fand sie natürlich gar nicht zickig, fröhlich plaudernd setzte sie sich zu unserer Frauenrunde dazu, stopfte sich Chips in den Mund, selbst beim Essen konnte sie noch erzählen. So werde ich sie in Erinnerung behalten, ein Energiebündel, ansteckend, anstrengend, aufregend, ermüdend, unwiderstehlich.
Mich tröstet es, wenn ich mir ausmale, wie es den Zwei nun ergeht. Einen Tag nach der Nachricht von Eurem Unfall fragte Luisa, ob das Christkind mit den Geschenken zu Weihnachten für die Kinder nicht fertig geworden sei. Ob Annika gehen musste, um ihm zu helfen. Für Luisa steht fest, Annika ist nun ein wunderschöner Engel, sie hat mir gesagt, Annika hätte nun ein Glitzerkleid an und könnte fliegen. Dass sie sich jedoch noch nicht auskennt im Himmel, musste Micha mitkommen, um ihr zu helfen.
Ich glaube nicht, dass Annika nun Flügel hat, und dem Christkind wird sie wohl auch nicht bei der Arbeit geholfen haben, aber ich glaube, dass sie an einem Ort sind, der schöner ist als alles, was ich mir vorstellen kann. Ich glaube, dass Annika dort tanzen wird, Freundinnen gefunden hat, Mathe nun nicht mehr mysteriös für sie sein wird, und dass sie uns ab und zu ein Lächeln schickt. Ich glaube, dass Micha Fußball spielen und mit Kumpels feiern wird und auf seine Tochter aufpasst.
Christopher hat die leise Ahnung, dass die Weihnachtsgeschenke nicht mehr von Engeln hergestellt werden. Ihn beschäftigt vielmehr die Frage, warum sind die Dinos ausgestorben und was machen die Zwei nur dort oben

und gibt es dort auch eine Schule und muss Annika Hausaufgaben machen? Wenn er einmal dort ankommt, will er Annika danach fragen.
Ich weiß nicht, ob es zu verstehen ist, aber manchmal unterhalte ich mich gerne mit meinen Kindern über das, was geschehen ist. Sie haben einfache, fantasievolle, klare und zum Teil wunderschöne Vorstellungen wie es sein kann. Ich klaue mir ein Stück dieser kindlichen Bilder, es hilft mir, damit zu leben.
Hab ich schon gesagt, dass ich glücklich bin, dass es Dich gibt? Werde wieder gesund, leb Dein Leben, mit dem was war, mit dem was kommt, leb es ganz, zusammen mit Deiner Familie, zusammen mit Deinen Freunden.

Wenn ich nicht bei Dir bin, bin ich doch in Deiner Nähe.
Deine Freundin Susi"

Besuch in der Nacht

Tanz

Du schenkst mir Träume aus Rubinen,
Wolken aus Unendlichkeit,
und alle, die verloren schienen,
tanzen durch die Ewigkeit.

~ aus „Schmetterlingspoesie – Band 1" ~

„Träume sind das Fenster auf das Unbewusste."

Die alte Dame, mit der ich im Krankenhaus das Zimmer teilte, wurde an diesem Wochenende entlassen, so dass ich das Zimmer ein paar Tage für mich alleine hatte.
Es tat mir gut, auf keinen Rücksicht nehmen zu müssen. Nachts konnte ich oft nicht schlafen, - so viele Gedanken ließen mich nicht zur Ruhe kommen. Oft knipste ich das Licht an und schrieb diese Gedanken auf ein Blatt Papier. So waren sie nicht mehr in meinem Kopf gefangen.

Bettina schenkte mir ein Buch von Elisabeth Kübler-Ross mit dem Titel: „Über den Tod und das Leben danach".
In diesem Buch erzählt die Ärztin und Wissenschaftlerin, was beim Sterben mit uns passiert. Sie selbst saß an unzähligen Sterbebetten und hat viele Menschen auf ihrem letzten Weg begleitet. Dabei kam sie zu der Überzeugung, dass der Tod nicht das Letzte ist, was uns erwartet, sondern dass er nur den Übergang in einen neuen Bewusstseinszu-

stand darstellt. Viele Informationen erhielt sie dabei auch von Menschen mit einer Nahtoderfahrung. Einmal angefangen, konnte ich das Buch nicht mehr aus den Händen legen. Es tröstete mich zu lesen, dass das Sterben wie eine Verwandlung von einem Kokon zu einem Schmetterling sei. Man lässt den Körper zurück, wie eine leere Hülle, und wird empfangen von einer bedingungslosen Liebe. Bereits verstorbene Verwandte erscheinen und holen dich an dieser Schwelle ab.
Nach dieser Lektüre war ich abends sehr aufgewühlt und bei meinem Abendritual, dem Gespräch mit Micha und Annika, wünschte ich mir nichts sehnlicher, als den beiden im Traum zu begegnen. Mein Wunsch sollte mir erfüllt werden.
Ich saß in Annikas Zimmer auf ihrem Bett und hielt ihren Teddy, den sie als Zweijährige „Onkel Teddy Philipp" getauft hatte, in meinen Händen und weinte. Ich saß eine ganze Weile so da, als sich die Zimmertür, die ich nur angelehnt hatte, öffnete.
Micha und Annika standen in der Tür und lächelten mich an. Micha trug ein „Engelchen-Hemd", wie man es auch im Krankenhaus trägt, Annika sah aus wie immer. Sie trug ihre Lieblingsjeans und dazu einen geringelten Pullover, den ich ihr erst vor Kurzem gekauft hatte. Während Annikas Gesicht nicht so klar zu erkennen war, - es schien von einem Nebelschleier umgeben zu sein -, sah Micha genauso real aus, wie ich ihn in Erinnerung hatte.

„Micha! Annika!", rief ich überrascht. „Ich bin so froh, dass ihr da seid. Ich versuche gerade, Annikas Zimmer auszuräumen, aber ich schaff das nicht alleine", sagte ich voller Verzweiflung. Aber auch Freude und Erleichterung

schwangen in meiner Stimme, als ich die beiden sah.
„Wir sind **immer** bei dir, ununterbrochen!“, antwortete Micha mir.
Ich schlug mir mit der flachen Hand vor die Stirn: „Stimmt, das hatte ich schon wieder vergessen. Ja, ihr seid immer bei mir!“

Ich öffnete Annikas Schrank, in denen sie neben ihren Schulsachen auch einen Schuhkarton aufbewahrte, in dem sie alle ihre Briefe, die sie im Laufe ihres Lebens von Freunden bekommen hatte, sammelte. Ich hielt diesen Karton in meinen Händen. „Ich weiß nicht, was ich mit all deinen Sachen machen soll. Hier, deine Briefe zum Beispiel.“ „Mama“, antwortete Annika ruhig, „du kannst sie ruhig in die Altpapiertonne werfen. Ich brauche sie nicht mehr zu lesen, denn ich trage sie längst alle in meinem Herzen.“
Wir fingen an, gemeinsam das Zimmer umzuräumen und die Wände in bunten Farben zu streichen. Annika war auf einmal nicht mehr da. Ich war mit Micha alleine. Wir alberten herum, er kleckste mir rote Farbe auf meine Nasenspitze. Es war ein so schönes Gefühl. Er war da, ich war da, und gemeinsam werkelten wir in Annis Zimmer. Ich fragte Michael, wie er den Unfall erlebt hatte.
„Ich schwebte über unserem Auto und konnte sehen, wie man uns mit einer Rettungsschere befreite. Ich hatte keine Schmerzen und fühlte mich lebendig, aber als ich meinen eigenen Körper mit den vielen Verletzungen sah, erschrak ich. Ich konnte sehen, wie man mich auf eine Rettungsdecke neben unser Auto legte. Dabei rutschte dem Sanitäter mein Kopf aus der Hand und er landete im Schnee.“
Eine Frage wollte ich unbedingt beantwortet wissen.

„Hat Annika dich abgeholt, als du gestorben bist?“
Er schaute mich verdutzt an. „Meinst du ich kann nicht alleine sterben?“
„Nein!“, sagte ich aufgeregt, „das ist wichtig für mich. Ihr seid doch jetzt gemeinsam hier, irgendwo müsst ihr euch doch getroffen haben?“ „Sie stand auf einmal da ...“, antwortete er.
Für mich war in diesem Moment so klar, dass Annika, die ja als Erste gegangen war, da war, um ihren Vater an der Schwelle zu empfangen.
„Erzähl mal, wie muss ich mir den Ort, an dem ihr jetzt seid, vorstellen?“, stellte ich bereits meine nächste Frage an meinen Mann. „Weißt du, es gibt gar keine irdischen Worte, um das treffend zu beschreiben. Stell es dir so vor, dass wir in einer Art Wohngemeinschaften dort zusammenleben.“
In diesem Traum waren Micha und ich uns ganz nah. Wir küssten uns und lagen später eng umschlungen zusammen im Bett, als er mir eine wunderschöne Liebeserklärung machte: „Wenn ich dich nicht schon lieben würde, hätte ich mich spätestens jetzt in dich verliebt. Ich bin so unendlich stolz auf dich, wie du mit der Trauer und mit all dem umgehst.“
Dann verabschiedete er sich mit den Worten: „Ich muss jetzt gehen, denn ich werde noch in anderen Träumen erscheinen ...“ Mit diesen Worten löste sich mein Traum auf. Ich wachte auf und konnte Micha noch riechen, spürte noch seine Umarmung, und weinte vor Freude, ihm in dieser Nacht so nahe gewesen zu sein.
Den Rest der Nacht lag ich wach, aber es störte mich nicht, denn immer wieder holte ich mir den Traum zurück in meine Erinnerung.

Die Wochen im Krankenhaus waren sehr wichtig für mich. Ich nahm mir Zeit für den Tod und Zeit für mein weiteres Leben. So konnte ich mich mit meinem Verlust auseinandersetzen. Ich brauchte hier nicht zu funktionieren, musste nicht meinen Alltag organisieren. Ich bekam oft Besuch und telefonierte auch immer noch viel. Es gab immer wieder Freunde, die erst jetzt von unserem Unglück erfuhren. Und immer wieder merkte ich, wie gut es mir tat, über all das Geschehene zu reden.
Während meiner Tage im Krankenhaus dachte ich sehr oft an unser Haus, unser Zuhause. Felix erzählte mir bei einem seiner Besuche stolz, dass er schon dort war.
Er war auch in Annikas Zimmer gewesen.
Er hat sich von Elisabeth den Schlüssel geben lassen, weil er einfach mal wieder in seinem Zimmer spielen wollte. Ganz schön mutig, mein Junge. Ich war unsagbar stolz auf ihn und sagte ihm auch, dass ich ihn für seinen Mut bewunderte.
„Mama, es ist gar nicht so schwer. Wir werden zusammen in Annikas Zimmer gehen, wenn du wieder nach Hause kommst!“, versprach er mir. Er kannte meine Sorgen, ohne dass ich sie aussprechen musste.

In Gedanken bin ich oft durch das Haus gegangen. Sah alles vor meinen inneren Augen. Ich habe viel Zeit so in Annikas Zimmer verbracht. Jedes Detail in meine Gedanken gerufen. Ich bereitete mich so auf den Tag vor, an dem ich mit Felix dorthin zurückkehren würde.
Ich sah auch unser Esszimmer. Bei der Vorstellung, mit Felix in Zukunft alleine an unserem großen Tisch zu sitzen, kamen mir die Tränen. In diesem Moment hatte ich eine Idee. Ich wollte an Annikas und Michas Platz jeweils

eine große Kerze stellen, die wir zu jeder Mahlzeit anzünden konnten. Als Symbol, dass sie immer bei uns sind und wir nicht getrennt waren. Mit dieser Vorstellung ging es mir sofort besser.

Mit Elisabeth hatte ich vereinbart, dass für Felix der „normale" Alltag vorging. Ich erwartete keine täglichen Besuche von ihm. Für mich war es wichtiger, dass er all dem nachgehen konnte, was ihn glücklich macht. Und so verabredete er sich auch oft und spielte häufiger zu Hause in seinem Zimmer mit seinen Freunden.
Keiner hatte erwartet, ein Kind vorzufinden, das so normal war. Felix aß mit gesundem Appetit, ging zur Schule, beteiligte sich am Unterricht und schlief jede Nacht durch. Felix' Lehrerin versprach mir bei einem Telefongespräch, mich über Felix auf dem Laufenden zu halten, falls sein Verhalten sich verändern würde.
Ich habe mir keine Sorgen über Felix' Verhalten gemacht und sah dankbar, dass er in dieser Zeit auch viele schöne Momente hatte, und ich bestärkte ihn darin, diese auch genießen zu dürfen. Bei aller Trauer.
Auch ich hatte schöne Momente, und ich begann alles Schöne zu sammeln.

- Die nette Lernschwester, die mir morgens beim Waschen von ihrem Traum erzählte, in dem sie Felix und mich getroffen hätte und der ich sagte, es gehe uns wirklich gut.

- Meine Mutter, die sich immer ein bisschen schwer damit tut, über ihre Gefühle zu sprechen, die zu mir sagte: „Weißt du eigentlich, wie sehr ich dich liebe?"

- Die Enten, die draußen auf dem zugefrorenen Teich von Müttern mit ihren kleinen Kindern gefüttert wurden und herrlich dabei schnatterten.

- Meine Freundin Bettina, die mir sagte, wie froh sie darüber war, dass ich lebte.

- Dieses wundervolle Winterwetter, das schon tagelang anhielt.

- Die Sonnenaufgänge am Morgen, die den ganzen Himmel in ein warmes Orange tauchten.

- Die Klassenlehrerin von Felix, die ihm ein kleines Büchlein gebunden hat, mit lauter Gutscheinen seiner Klassenkameraden, die Felix in seiner Trauer etwas fröhlicher stimmen sollten.

- Die wundervollen Briefe, die mich tagtäglich erreichten.

- All die Menschen, die mit mir über Micha und Annika sprachen.

Ich öffnete mich für alles Schöne, damit das Traurige keine Macht über mich bekam.

Unser Zuhause

Bei Gott geborgen

Ich weiß nicht, wo der Himmel ist,
doch ich spüre jeden Morgen,
dass die Seele nie vergisst,
dass du immer bei mir bist
- und doch bei Gott geborgen.

~ aus „Schmetterlingspoesie – Band 4“ ~

Im Anschluss an meinen Krankenhausaufenthalt habe ich mich für eine ambulante Reha-Maßnahme entschieden. Ich wollte nachts zu Hause sein, damit Felix endlich wieder heimkommen konnte. Für Anfang Februar hatte ich einen Termin in einem ganz in der Nähe liegenden Reha-Zentrum.
Meine Freunde teilten mir offen ihre Sorgen und Ängste mit, was wohl wäre, wenn ich in unser Haus komme. Sie hatten Angst, dass ich ins Bodenlose stürzen würde.
Ich war da optimistisch. So oft war ich bereits in meinen Gedanken durch unser Haus gegangen. Habe mir jedes Zimmer angeschaut.
Zudem hatte ich auf meiner Digitalkamera, die ich im November zu meinem Geburtstag bekommen hatte, Probefotos in unserem Haus aufgenommen. Immer wieder nahm ich sie zur Hand und schaute mir die Bilder auf dem Display an. Ich hätte damals nicht gedacht, dass mir diese

Bilder jetzt eine gute Hilfe sein würden. Auch ich wusste nicht, wie ich beim Betreten unseres Hauses reagieren würde, wenn ich so mit unserer Vergangenheit, mit meinen Erinnerungen, konfrontiert werden würde. Und daher planten wir eine Woche vor meinem Entlassungstermin für mich einen Besuchstag in Haltern.

Felix war an diesem Samstag auf einem Kindergeburtstag eingeladen, der bis zum Nachmittag dauerte. Als ich ihm sagte, dass er danach nach Hause kommen könnte, - ich wäre dann da -, war er schier aus dem Häuschen. „Bei uns zu Hause? Wirklich?“ Einen kleinen Dämpfer konnte ich ihm nicht ersparen, dass wir dort nur für den einen Nachmittag waren. Aber wir freuten uns (ich mit mehr oder weniger gemischten Gefühlen).
Zum Mittagessen war ich bei Paul und Elisabeth eingeladen. Ich habe mir Grünkohl gewünscht, denn ich brauchte mal wieder etwas Deftiges nach fast sechs Wochen Krankenhauskost. Nach dem Essen brachte mich Elisabeth nach Hause.
Sie drehte den Schlüssel im Schloss und sperrte die Tür auf. Der Geruch, der mir entgegenschlug, kam mir sehr vertraut vor. Ich schloss die Augen und atmete mehrmals tief ein und aus. Dann sagte ich Elisabeth, dass ich bereit sei und sie jetzt gehen könnte. Diesen Moment wollte ich mit niemandem teilen.
Ich beschloss von vornherein, nur im Erdgeschoss unseres Hauses zu bleiben. Ich lief noch an einer Unterarmstütze und ich wollte es nicht riskieren auf unserer Holztreppe zu stürzen.
An der Garderobe verweilte ich als erstes. Ich öffnete unseren Einbauschrank und sah, dass da die Jacken einer

vierköpfigen Familie hingen. Ich fasste behutsam nach Annikas Winterjacke, die mir wie ein Schatz vorkam. Ich vergrub mein Gesicht darin und konnte ihren Geruch wahrnehmen.

Auf einmal war mir klar, dass ich genau hier leben möchte. Mit meinem Sohn und mit allen Erinnerungen. Micha und ich hatten das Haus gemeinsam geplant und viele unserer eigenen Ideen mit eingebracht. Ich spürte ganz sicher, dass ich hier zu Hause war.
Ich legte mich ins Wohnzimmer auf die Couch. Mir blieben noch ungefähr anderthalb Stunden, bis Felix kommen würde. Ich schloss meine Augen und ließ die Umgebung auf mich wirken - und schlief darüber friedlich ein.
Ich wurde von unserer Türklingel geweckt. An der Haustür stand Felix mit einem breiten unbekümmerten Lächeln im Gesicht.
Wir gingen zusammen ins Wohnzimmer und kuschelten uns auf die Couch.
„Ich hab eine Idee, Mama“, sprudelte es aus ihm heraus. „Du kennst doch das Lied von Xavier Naidoo – ‘Was wir alleine nicht schaffen, das schaffen wir dann zusammen‘. Das könnte doch unser Lied werden!“ „Die Idee gefällt mir, was meinst du, soll ich die CD einlegen?“ „Au ja!“ Und so lagen wir da und lauschten der Stimme von Xavier und fingen beide an zu weinen.
„... und was wir alleine nicht schaffen, das schaffen wir dann zusammen, nur wir müssen geduldig sein, dann dauert es nicht mehr lang ...“
Ich vermisste in diesem Moment Micha und Annika. Und so schrie ich es raus. Und Felix stimmte mit ein. Richtig laut riefen wir ihre Namen und dass sie uns fehlten. Wir

versuchten, uns gegenseitig zu übertönen, und lachten und weinten gleichzeitig dabei. Es war ein schönes Bild. Wir zwei waren uns ganz nah. Und Micha und Annika waren es auch.

Abends im Krankenhausbett schaute ich wieder ein Stück zuversichtlicher in meine und Felix‘ Zukunft. Wieder war ich einen wichtigen Schritt gegangen und das befürchtete große schwarze Loch hatte mich nicht verschluckt.
Und ich fürchtete mich auch nicht mehr davor.
Wenn mich Freunde darauf ansprachen, bekamen sie zur Antwort:
„Mein großes schwarzes Loch hat am Ende einen kleinen Ausgang und dort scheint immer etwas Licht hinein.“ oder „Mein großes schwarzes Loch ist nicht sehr tief, wenn ich drin stehe, kann ich immer über den Rand hinaus schauen.“
Diese Bilder halfen mir, damit umzugehen.

Daheim

Dankbarkeit

Seit ich für alles dankbar bin,
was mir das Leben bringt,
hat es endlich einen Sinn,
der tief in meine Mitte dringt,
denn Dankbarkeit ist der Beginn
des Liedes, das die Seele singt.

~ aus „Schmetterlingspoesie – Band 1" ~

Am 30. Januar wurde ich aus dem Krankenhaus entlassen. Meine Genesung war mittlerweile so weit fortgeschritten, dass ich es mir zutraute, mit Felix im Haus zu wohnen. Meine Eltern brachten mich an diesem Tag nach Hause.
Mein Vater verstaute meine Tasche oben in unserem Schlafzimmer. Ich selber ging erst mal nicht rauf. Das wollte ich später mit Felix machen.
Als Felix an diesem Freitag von der Schule kam, führte sein Weg direkt zu uns, und nicht erst zu Paul und Elisabeth. Er klingelte Sturm und als Opa ihm öffnete und er ins Wohnzimmer gestürzt kam, war seine Freude nicht zu übersehen.
Auch ich war dankbar, endlich wieder zu Hause zu sein.
Nachdem wir meine Eltern verabschiedet hatten, brauchten wir noch eine Weile, bis wir gemeinsam in Annikas Zimmer gingen. Hand in Hand standen wir da, und ich merkte wie gut es mir tat, dass ich schon so oft in Gedan-

ken vorher hier gewesen war.
Wir setzten uns auf Annis Bett, - genau so hatte ich auch in unserem Traum dagesessen -, und ich schaute sehnsüchtig zur Türe, in der Hoffnung, Micha und Anni würden jetzt hereinkommen. Ich war froh, dass Felix bei mir war. Wir redeten gar nicht viel, aber es tat gut, diesen Schritt gemeinsam zu gehen.
Ich entschied mich in diesem Moment dafür, Annikas Zimmertür in Zukunft offen stehen zu lassen. Natürlich tat es weh, wenn ich durch den Flur an ihrem Zimmer vorbei ging, aber sonst wäre es so, als sperrte ich Annika und das, was von ihr noch bei uns war, ein. So ließ ich meinen Tränen einfach freien Lauf, wenn ich anfangs in ihr Zimmer hineinschaute. So wenig wie ich Annika aus unserem Leben aussperren wollte, so wollte ich auch meine schmerzende Trauer nicht unterdrücken.

In den ersten Tagen standen meine Freunde, mein Netz, das sich unter mir aufgespannt hatte, Gewehr bei Fuß. Jeder wollte bei mir sein, um mir die erste Zeit im Haus einfacher zu machen. Ich fand es sehr schön, so viele mitfühlende Menschen an meiner Seite zu wissen, aber zunächst wollte ich die Abende alleine mit Felix verbringen.
„Es ist so lieb von euch gemeint, aber ich möchte erst einmal spüren, wie es sich mit Felix alleine anfühlt."
Das war mir sehr wichtig. Falls mir alleine die Decke auf den Kopf fallen würde, dann war ich froh, dass meine Freunde in „Rufbereitschaft" waren.

Bei unseren gemeinsamen Mahlzeiten zündete Felix immer die beiden Gedächtniskerzen für unsere Lieben an. Eines Abends sahen wir, wie die Flamme von Annikas

Kerze unruhig hin und her flackerte, während Michas Flamme ganz ruhig brannte. „Schau mal, Mama, Annika erzählt Papa etwas. Typisch Annika, sie plappert ununterbrochen.“ Da mussten wir beide lachen. Wir schauten gebannt auf die Kerzen. Wir hatten kein Fenster geöffnet und es herrschte auch kein Durchzug, aber Annikas Flamme tanzte wie verrückt. Plötzlich beruhigte sie sich und Michas Flamme begann mit dem gleichen Schauspiel.
Wir fragten nicht nach dem Warum, sondern empfanden es als ein Zeichen, dass wir am Tisch nicht alleine waren.

Besonders tröstend waren für mich die Besuche von Annikas gleichaltrigen Freundinnen. Mit ihnen war Annika wieder ein Stückchen lebendiger, durch unsere Erzählungen holten wir sie in unsere Mitte. Durch sie erfuhr ich auch, wie schnell sich der Unfall über das Internet verbreitet hatte. Eines Abends, als ich mich wieder von Annika ins Bett bringen ließ, verspürte ich Annis Wunsch, was mit ihren Anziehsachen geschehen sollte. Ich sollte jedem ihrer Freunde etwas von ihr geben. So hab ich dann in den darauffolgenden Tagen fast täglich Mädchen hier gehabt. Meistens kamen sie zu zweit oder zu dritt. Fast ehrfürchtig standen sie in Annikas Zimmer und trauten sich kaum zu atmen. Ich habe dann den Schrank geöffnet und nach und nach die Lieblingssachen von Anni herausgegeben. Ich hatte das Gefühl, ihre Stimme zu hören, die genau bestimmte, wer was haben sollte.
Immer wenn ich ein Mädchen mit Annis Sachen sehe, freue ich mich. Es ist ein schönes Gefühl, weil ich genau weiß, dass Anni es so wollte.

So langsam lebten wir uns wieder ein in unserem Zu-

hause. Ich fühlte mich wohl mit Felix, und auch wenn ich alleine war, überkam mich nur selten das Gefühl der Einsamkeit.
Die Trauer war immer da. Sie war mir vertraut. Oft kam sie wie eine gewaltige Welle über mich hinweggerauscht, ohne irgendwelche Vorankündigungen. Ich nahm es so an. Die schlechten Tage genauso wie die guten.
Ich hatte in der Zeit zu Hause auch die Gelegenheit genutzt, mir das vom Pastor angesprochene virtuelle Kondolenzbuch von Michas Fußballverein anzuschauen. Es war wirklich überwältigend.
Aber nicht minder berührt hat mich Annikas Pinnwand bei SchülerVZ, das ein soziales Netzwerk für Annika und ihre Freunde war. Annika war dort auch immer sehr aktiv und sie hatte mir ihre Zugangsdaten anvertraut, so dass ich jetzt in ihre Seite schauen konnte.
Ihre Pinnwand war zu einem Kondolenzbuch geworden. Rasend schnell hat sich über das Internet die Nachricht von unserem Unfall herumgesprochen, und viele von Annikas Freunden und Klassenkameraden fanden hier den Platz und den Raum, um ihrer Trauer Ausdruck zu verleihen.
Ich durfte teilhaben an ihrer Trauer. Was für Gedanken haben Kinder, wenn so plötzlich jemand aus ihrer Mitte gerissen wird? Und ich war mittendrin in dem Gefühlschaos ihrer Freunde.

Kevin schrieb am 22.12.2008:

„Hey Annika meine beste Freundin

du warst toll, der tollste Mensch der Welt. Du hast immer einen großen Platz in mir, ich werde dich in meinem

Herzen immer dabei haben, dich und dein Lachen, du bist mein Stern, ich hoffe, du bist mein Glücksengel, wie auf deinem Bild, was du mir geschenkt hast. Bleibe immer bei mir, solange ich dich nicht vergesse, lebst du.“

Lena schrieb am 22.12.2008:

„Ich hoffe es geht dir gut ... du warst so ein toller Mensch, warst immer fröhlich und gut gelaunt ich versteh es einfach nicht warum du sterben musstest ... warum ausgerechnet du! ich hab dich doch so lieb ... ich kann das nicht glauben .. MAN SCHEISSE WARUM DENN DU!

ich werde immer an dich denken!

und du wirst in sehr sehr guter Erinnerung in meinem Herzen bleiben. In Liebe Lena“

Nico schrieb am 22.12.2008:

„warum macht denn keiner was??? kann man da nix machen? was soll die scheiße??? wenn es Gott gibt, wo ist er dann jetzt??? Im Arsch ist der wie Henny das schon sagte...Ruhe in Frieden“

Henrik schrieb am 22.12.2008:

„hey Annika

ich bin grad mal mega im Arsch!! Ich hoffe es geht dir gut..war ne megageile Zeit mit dir..ich werde dich nie vergessen und du mich hoffentlich auch nicht!! ich werde dich vermissen..!! Hab dich megadolle lieb!!!“

Malena schrieb am 23.12.2008:

„Annika. :‘(

Das ist so traurig, was passiert ist. Wir hatten zwar nicht viel zu tun, Aber die Geburtstage von Vera waren immer richtig toll. <3 Es hat so viel Spaß mit dir gemacht.

Ich werde dich nie vergessen. :‘((((((((((((((((((((((((((((♥“

Lisa schrieb am 23.12.2008:

„Annika.

Wieso genau du?? Es ist so unbegreiflich!

wieso?? auch wenn wir uns so oft gestritten haben, du musst einfach wissen, wie sehr wir dich und deine Familie gemocht haben! Ich weiß nicht, wo du bist, aber ich hoffe, dass du die Gedanken von den ganzen Leuten hier irgendwie mitbekommst.

in ewiger Liebe,

Lisa...“

Stefanie schrieb am 23.12.2008:

„hey meine Annika seit wann kannten wir uns jetzt schon? Seit wir 2 Jahre alt sind, 12 Jahre, ich glaub es einfach nicht, das ist so schrecklich... ich hoffe du und dein Vater.. euch geht es gut .. ich werde dich so vermissen und ich hoff du ruhst in Frieden du bist in meinem Herzen weiter-

hin bei mir wir hatten doch 2009 so viel vor.... Movie-Park und so du hast so was nicht verdient, wir hatten jeden Geburtstag immer so Spaß. Du hattest immer so Spaß am Leben, warst ein süßes kleines Energiebündel du hattest doch ein schönes Leben oder? Du hast so viel geleistet ich bin stolz auf dich, ich liebe dich für immer du bist für immer und ewig meine beste Freundin! du wirst es immer bleiben!"

Maxime schrieb am 26.12.2008:

„hey ich kannte dich zwar noch nicht so gut, aber du hast es mir auf jeden Fall leichter gemacht in meiner neuen Stufe klar zu kommen. Ich realisier das immer noch nicht vermiss dich.

Maxime"

Elisa schrieb am 26.12.2008:

„Ich werde dich nie vergessen und ich kann es immer noch nicht fassen und glauben. Es ist so unfair, dass es deiner Familie passieren musste. Aber ich weiß, dass deine Mutter und dein Bruder jetzt stark sind! Ich werde dich nie vergessen mein Engel. Und ich hoffe du weißt das. Weil ich dich doch so lieb hab. Danke für die wunderschöne Zeit die wir zusammen verbringen durften<! ich lieb dich ♥ Du bist ewig in meinem herzen

elisa. Ich hoffe auch du vergisst mich nicht, Annika."

Stefanie schrieb am 02.02.2009:

„ich habe zwei Gedichte für dich geschrieben Annika. das hier beschreibt meine negativen Gefühle:

Ich kannte dich am längsten von all meinen Freunden. Ich hatte um 16 Uhr noch eine Weihnachtspostkarte in den Briefkasten für dich geworfen und eine halbe Stunde später erfuhr ich von deinem Tod, ab da ging gar nichts mehr. Ich tue vielleicht auf glücklich, kann lachen und kann leben, aber das ist nicht so, ich kann nicht ohne dich leben, wirklich nicht. ich bin so froh, dass ich die Stärke habe nicht immer gleich loszuheulen aber mir ist danach, jede Sekunde. Annika? Ich kann dich nicht loslassen tut mir Leid...ich kann es einfach noch nicht“

Stefanie schrieb am 02.02.2009:

„Liebe Annika,

hiermit gedenke ich an dich und an deinen Vater Michael, ihr wart zwei wundervolle Menschen.

Ihr seid gar nicht wirklich gestorben, in unseren Herzen lebt ihr weiter. Ihr seid hier und erst wenn auch wir, die Trauernden, sterben, verschwindet auch ihr erst aus dieser Welt. Und wenn nur noch einer lebt. Wenn er euch im Herzen hat, dann lebt ihr weiter, bis der letzte fort ist. Doch auch dann sind wir nicht getrennt, oben seid ihr da und wartet. Ihr wart wichtige Menschen gewesen, denn ihr habt unserem Leben einen wertvollen Teil gegeben.

Im Stillen sind wir auch bei euch, den Überlebenden. Ihr habt den Vater und den Mann verloren, die Tochter und die große Schwester. Doch auch in euch leben sie wei-

ter und in uns. Wir werden jeden Lebensschritt tun und wissen, dass ihn Annika und Michael bemerken. Ich und auch sicher alle anderen wünschen euch beiden Stärke, die euch durch das weitere Leben führt

Annika und Michael, ruht in Frieden"

Stefanie schrieb am 02.02.2009:

„Und das hier beschreibt meine positiven Gefühle und Gedanken:

Ich glaube, dass du gerade auf uns aufpasst! Ich glaube, dass du Freude daran hast, wenn wir weiterleben und uns gegenseitig Stärke und Liebe geben!

Ich glaube, dass du der wundervollste Mensch der Welt bist, egal wo deine Seele jetzt ist! Ich glaube, dass der Tod uns nie trennen wird, erst wenn wir dich vergessen würden, dann würde uns dieser ewige Schlaf auseinander reißen!

Wir werden dich aber nie vergessen und deswegen können wir uns mit dem Tode messen, bis unsere Zeit ebenfalls gekommen ist. Unser Schmerz reicht bis zum Himmel, doch du wandelst ihn um in Liebe."

Laura schrieb am 10.02.2009:

„Annika-Schatz,

ohne dich fehlt mir was. Ohne dich ist es so ruhig. Ich weiß es geht dir gut, und das gibt mir Trost. Ich werde dich nicht vergessen, damit du das weißt ♥

wir haben ein riesen Bild in unserer Klasse für dich gemalt und aufgehängt, ich hoffe es gefällt dir. Dein Lächeln und deine einzigartige Art werde ich nie vergessen <3. Ich hab dich ganz ganz doll lieb und hoffe es geht dir gut.♥

ich denk an dich :) in liebe <33 deine laura"

Marius schrieb am 12.02.2009:

„hey Annika!

in der Zeit in der wir uns kannten bist du mir sehr ans Herz gewachsen! Wir hatten zwar außerhalb der Schule nicht viel miteinander zu tun, aber in der Schule warst du immer gut drauf! Eines Tages sehen wir uns wieder! Da bin ich mir sicher!

Du fehlst mir sehr!
Marius"

Verena schrieb am 21.02.2009:

„Ach, Annika unser Engel! Du bist zwar weg, aber doch so nah! Auch wenn wir dich nicht sehen können, fühlen wir dich in unserem Herzen! Heute waren wir bei deiner Mama. Sie hat uns wieder Kraft & Mut gegeben und dafür danke ich ihr auch sehr! Wir werden dich immer in unserem Herzen behalten!♥ Ich vermisse dich.

Hab dich lieb!♥"

Anna schrieb am 21.02.2009:

„Hey Annika :)

Ich war heut bei dir zu Hause, dein Zimmer, alles so süß. Und du standest in der Ecke vom Wohnzimmer und hast uns angegrinst :)

Deine Mama und dein Bruder sind so stark und auch wie sie darüber denken ist einfach nur stark! Heute ist es genau 2 Monate her, aber trotzdem bist du immer noch bei uns! Du bist zwar nicht mehr körperlich bei uns, aber in unseren Herzen & Gedanken bleibst du es für immer! Ich finde es nur so schade, dass wir uns gar nicht richtig verabschiedet haben. Und ich finde es schrecklich, dass ich mich an fast nichts mehr erinnern kann. Daran merkt man, dass man jeden Moment leben sollte, wie du es getan hast.

Ich kann mich nämlich noch an das letzte Training richtig erinnern, ich hatte mein Trinken vergessen & du wolltest mir natürlich deine ganze Flasche geben :) Annika, manchmal war deine aufgedrehte Art mir irgendwie zu viel und ich hab mal die Augen verdreht :D, aber jetzt merk ich erst mal wie sehr ich dich doch mochte. Bitte sei mir nicht böse. Ich vermisse dich ♥“

Ich antwortete:

„Liebe Freunde von Annika!

Ich (Claudia Fromme) habe eure vielen Eintragungen gelesen und bin zu Tränen gerührt. Ich weiß, ihr werdet meine Annika nicht vergessen und das macht mich sehr glücklich. Mir und Felix geht es ganz gut. Wir beiden haben genug Kraft den Tod unserer beiden Lieben anzunehmen und nach vorne zu schauen. Ich hoffe das gelingt euch auch allen. Denkt immer daran, Annika ist stets bei euch solange ihr sie in eurem Herzen tragt. Alles Liebe für euch alle und dass ihr mit der Zeit nur noch mit einem Lächeln an diesen wundervollen Menschen zurückdenken könnt.

Ganz viele Liebe Grüße

von Annikas Mama Claudia"

Micha und Anni kommen heim

Anvertraut

Ich konnte kein Gehör dir geben,
denn es war in mir so laut,
da hab ich still mein ganzes Leben
deiner Liebe anvertraut.

~ aus „Schmetterlingspoesie – Band 4" ~

Meine Nächte waren nach wie vor kurz. Oft dauerte es lange, bis ich in einen unruhigen Schlaf fiel, aus dem ich dann schnell wieder erwachte.
Meine Gedanken kamen nicht zur Ruhe. Meist waren es ganz banale Dinge, die mich wach hielten.
Elisabeth erzählte mir mal, dass ihr Bruder, der an Krebs erkrankt war, solche Nächte stets seine „Kreativen Nächte" genannt hatte.
Das gefiel mir auf Anhieb, und ich versuchte es genauso zu sehen. Anstatt genervt zu sein, dass ich wieder keinen Schlaf fand, nahm ich es an - und schon bald kamen mir schöne Gedanken in den Sinn.

Michaels Eltern wollten die Urnenbeisetzung so schnell wie möglich hinter sich bringen. Sie brauchten einfach einen Schlusspunkt in dieser nervenaufreibenden Zeit.
Da die Urnen mittlerweile bei einem Bestatter in Marl eingetroffen waren und mein Gesundheitszustand sich soweit gebessert hatte, dass ich mich körperlich in der Lage

sah, es durchzustehen, planten wir die Beisetzung.
Was allerdings nicht so ganz einfach war und einige Emotionen bei mir ausgelöst hat.
Wenn es nach mir gegangen wäre, dann hätte ich am liebsten wieder so viele Menschen wie beim Trauergottesdienst am 09. Januar um mich herum gehabt.
Michas Bruder Christoph erklärte mir bei einem Telefonat, dass er gerne in aller Ruhe und Stille Abschied von seinem Bruder und seiner Nichte nehmen möchte. Ich fühlte mich total auf den Schlips getreten und hatte das Gefühl, dass ausgerechnet er, der uns vielleicht zwei- bis dreimal im Jahr gesehen hatte, entscheiden wollte, wie meine Tochter und mein Mann beerdigt werden sollten. Wütend beendete ich das Gespräch. Ich war der Meinung, dass ich den größten Verlust erlitten hatte und somit auch bestimmen dürfte, wie die Beerdigung vonstatten gehen sollte.

An diesem Abend bin ich voller Groll und schlechter Gedanken unter meine Bettdecke geschlüpft und rief nach Michael.
„Hilf mir, ich brauche deinen Rat. Sag du mir, wie willst du beerdigt werden?“
Es dauerte nicht lange, da kamen mir folgende Gedanken: „Bitte brich keinen Streit vom Zaun. Hab Verständnis für Christoph und meine Eltern. Wenn meiner Familie ein stiller Abschied wichtig ist, so gestatte es. Du bist in deiner Trauerarbeit weiter als meine Eltern und ich weiß, dass du es auch ohne eine große Schar von Freunden schaffst.“
Diese Gedanken machten mich sprachlos. Ich war so voller Wut, und was kam mir da in den Sinn? Ich sollte klein beigeben?

Erneut hörte ich: „Brich keinen Streit vom Zaun!“
Und das Verrückteste war, dass sich mit diesen Worten auch das ungute Gefühl in meinem Bauch auflöste.

Nach zwei Tagen führte ich ein Telefonat mit Michas Mutter und sagte ihr, dass wir die Beerdigung so gestalten wollen, wie sie es sich vorstellen.
Letztendlich einigten wir uns recht schnell, und ich war sehr zufrieden. Meine besten Freunde sollte ich auf jeden Fall dabei haben.

Mit Felix überlegte ich gemeinsam, ob es ein Lied gibt, dass wir besonders mit Micha und Anni in Verbindung brachten und das im Gottesdienst der Beerdigung gespielt werden sollte. Ich dachte an einen Song von U2, die Band hat Micha echt geliebt, aber natürlich war es wieder Felix, der die entscheidende Idee hatte. „Was hältst du von dem Lied „Nothing else matters“ von Metallica, das haben wir doch immer alle zusammen gehört?“
Wir entschieden uns für eine Version mit Begleitung eines Symphonie-Orchesters, die uns echt unter die Haut ging.
Wir trafen uns mit unserem Bestatter, um die Details der Beerdigung durchzusprechen, als mir dieser einen Vorschlag unterbreitete, der mich im ersten Moment ganz schön aus der Fassung brachte.
„Frau Fromme, möchten Sie gerne die Urnen von ihrer Tochter und ihrem Mann bis zur Beisetzung bei sich zu Hause haben?“ Was, die Urnen hier zu Hause?
Ich wusste gar nicht, was ich sagen sollte. Und so tat ich das, was ich in der letzten Zeit oft getan habe, wenn ich nicht weiter wusste oder mit der Situation überfordert war. Ich rief Felix, der in seinem Zimmer war.

„Felix, könntest du dir vorstellen die Urnen von Papa und Anni bis zur Beerdigung hier zu Hause zu haben?“ Während mich diese Frage aus der Fassung gebracht hatte, antwortete Felix sofort mit ja, das wäre eine tolle Idee. „Wir könnten sie doch auf die Fensterbank vor das Bullaugenfenster stellen“, schlug er noch gleich den Standort der Urnen vor.
Einen Tag später wurden die beiden in einem schwarzen Pilotenkoffer zu uns nach Hause gebracht. Ich war aufgeregt, als die Urnen ausgepackt wurden. Für Michael hatte man eine schwarze, matte Urne mit Goldrand ausgesucht, während Annikas grün-glänzend und ebenfalls mit einem Goldrand verziert war.
„Sie dürfen die Urnen noch gerne so gestalten, wie sie es möchten“, schlug mir die Bestatterin vor. Und als sie das ausgesprochen hatte, kam mir gleich eine Idee in den Sinn, die ich in den nächsten Tagen in die Tat umsetzen wollte. Micha war schon immer begeisterter Borussia Mönchengladbach-Fan gewesen, und der Fußball stand neben der Familie immer ganz oben auf seiner Prioritätenliste.
Ich besorgte eine goldene Gladbach-Raute und beklebte die Urne damit. Ich wusste, dass Micha es lieben würde, und genau aus diesem Grund kam mir auch die Idee.
Auf Annikas Urne klebte ich bunte Sterne. Dadurch wurden die beiden Urnen individuell. Aber irgendetwas fehlte noch. Ich kaufte einen goldenen Lackstift, schrieb auf Annikas Urnendeckel „Mein Sonnenschein“ und malte eine Sonne. Bei Micha schrieb ich „unvergessen“. Felix und ich unterschrieben noch auf den Urnen.
„Eigentlich fände ich es total schön, wenn alle Freunde von Micha und Anni auch auf den Urnen unterschreiben

würden", schlug ich Felix vor. Während die Klassenkameraden und Freunde von Annika keine Berührungsängste hatten, reagierten Michas und meine Freunde auf meinen Wunsch zum Teil verhaltener.
Ich stand abends in meiner Küche und sah unseren Freund Manni, der seinen Sohn bei unseren Nachbarn am frühen Abend abholte. Als er mich in dem hell erleuchteten Küchenfenster sah, winkte ich ihm zu, unmissverständlich so, dass er noch an meine Haustür kam. Nach einer kurzen Begrüßung und der Beantwortung seiner Frage, wie es mir ginge, fiel ich gleich mit meiner ungewöhnlichen Bitte mit der Tür ins Haus.
„Ich habe die Urnen von Micha und Anni im Wohnzimmer stehen und ich wollte dich fragen, ob du auf Michas Urne unterschreiben magst?" Manni war ziemlich baff und ich merkte, dass ich ihn mit meiner Frage eiskalt erwischt hatte. Irgendwie konnte er mir gar keine klare Antwort auf meine Frage geben. „Du musst es jetzt ja nicht entscheiden, die Urnen werden bis zur Beisetzung bei mir bleiben. Wenn du magst, komm einfach mit Susi vorbei." Er nahm dankbar meinen Vorschlag an. Eine Stunde später stand er mit Susi erneut vor meiner Haustür und beide waren bereit, auf Michas Urne zu unterschreiben. Klar war meine Idee unkonventionell, aber sie half mir - und ich glaube auch allen Freunden - beim Abschied nehmen.
Wie unterschiedlich meine Freunde doch waren. Einige trauten sich kaum, die Urne zu berühren oder ein wenig zur Seite zu drehen. Am schönsten hab ich die Unterschriftsaktion meiner Freundin Urte in Erinnerung.
Sie nahm beherzt die Urne mit den Worten: „So Micha, ich wollte dich immer schon mal auf den Arm nehmen!", in ihre Hände und setzte sich mit der Urne auf dem Schoß

auf unsere Couch, um sich ganz in Ruhe eine freie Stelle für ihr „Autogramm“ auszusuchen. Die Urnen sahen jetzt wunderschön aus, mit all den vielen Unterschriften. Ich war zufrieden mit dieser spontanen Aktion, die ich ganz meiner Intuition zu verdanken hatte.

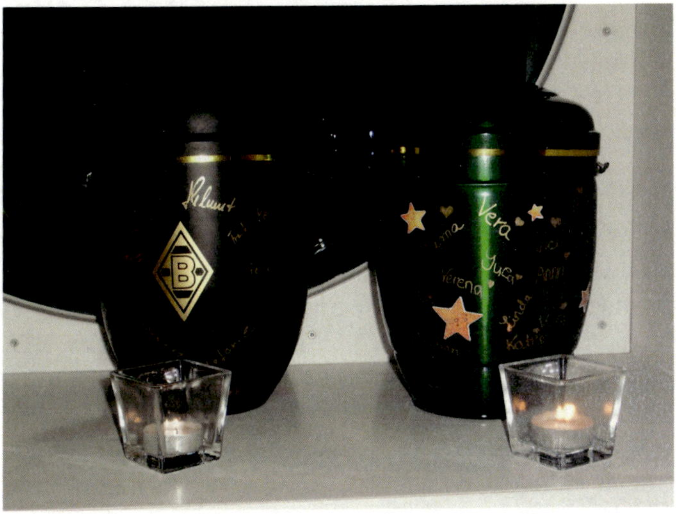

Den Gottesdienst der Beisetzung sollte mein Freund Markus übernehmen, der auch schon den Gedenkgottesdienst für die Klassenkameraden am 08. Januar gehalten hatte. Wir saßen zusammen mit Michaels Eltern an meinem Esszimmertisch, um den Ablauf abzustimmen.
Markus war zu der Zeit nach dem Unfall ein wichtiger Zuhörer und Seelsorger für mich geworden. Ich neckte ihn mal mit den Worten: „Mensch Markus, ich hätte letztes Jahr auch nicht gedacht, dass du mal der wichtigste Mann in meinem Leben sein wirst.“ Er konnte wunderbar zuhören und er hatte die Gabe, mit mir tiefgehende Ge-

spräche zu führen. Als ich noch im Krankenhaus war und es mir schlecht ging, schien er es irgendwie zu spüren und war an Ort und Stelle.
Durch die vielen Gespräche, die wir geführt haben, wusste er auch genau, wie ich mir die Beerdigung vorstellte. Ich wollte eine hoffnungsvolle Zeremonie. Markus wollte während des Gottesdienstes auf das obligatorische lila Gewand zugunsten eines weißen verzichten. Es sollte eine Auferstehungsfeier für Micha und Anni werden.
„Herr Fromme", sprach er Michas Vater an, „könnten Sie sich vorstellen, nach dem Gottesdienst die Urne von Michael zum Grab zu tragen?" Diese Frage ließ bei meinem Schwiegervater einen Knoten platzen und seine längst angestauten Emotionen brachen aus ihm heraus. So hatte ich ihn noch nicht erlebt gehabt und ich spürte, wie wichtig es war, dass er seinen Tränen einfach freien Lauf ließ. Obwohl diese Situation auch sehr traurig war, empfand ich Markus gegenüber eine tiefe Dankbarkeit.
Michaels Vater wollte gerne die Urne tragen. „Wenn Micha getragen wird, muss Annika aber auch getragen werden", fiel ich gleich mit ein. „Ich kann das aber nicht. Das schaffe ich niemals!" Markus beruhigte mich mit seiner liebevollen Art. „Du musst das auch nicht jetzt sofort entscheiden. Aber du sollst wissen, dass du die Möglichkeit dazu hast."
Und immer wieder schoss mir in den nächsten Tagen nur der eine Gedanke durch meinen Kopf und ließ mich fast verzweifeln: „Ich kann doch nicht mein Kind zu Grabe tragen! Zu wissen, dass es das letzte Mal ist! Das geht doch einfach nicht!"

Nicht nur mit Annikas Freunden hatte ich über das Internet Kontakt. Auch meine Freunde nahmen mit mir über ein soziales Netzwerk, was eigentlich dazu da war, um alte Schulfreunde wieder zu finden, Kontakt auf. Über meine Seite erhielt ich im Februar unter anderem von einem gemeinsamen Freund, der auf unserem Polterabend und im letzten Jahr auf Michas 40. Geburtstag als DJ Musik aufgelegt hatte, folgende Nachricht:

„Hallo Claudi!

Habe gerade gehört, dass Micha und Annika gegangen sind. Mann, ist das schwer sich zu verabschieden. Wir hatten nicht viele Begegnungen wie du weißt. Aber die waren intensiv und wertvoll. Habe Tränen in den Augen und bin mit ganzem Herzen bei dir und deinem Sohn. Wenn du mal raus willst oder quatschen - oder wenn du mal gedrückt werden willst - melde dich.

Euer Freund Ulf"

„Lieber Ulf!

Danke für deine Nachricht! Ja du hast meine beiden Partymäuse live und in Farbe genießen dürfen. Mir und Felix geht es eigentlich ganz gut. Wir konnten beide den Tod der beiden annehmen und den Blick nach vorne richten. Die beiden spüren wir ganz nah bei uns! Das macht es uns um einiges leichter.

Viele liebe Grüße, deine Claudia"

Ulf war der erste Freund, der die Art, wie ich mit meinem

Verlust umging, wirklich verstand, ja sogar aus eigener Erfahrung nachvollziehen konnte. Wenn ich von meinem inneren Reichtum sprach, konnte er mir zustimmen. Auch er durfte in seiner Vergangenheit genau dieses spüren.
In meinem Freundeskreis freuten sich alle mit mir, dass ich nach vorne schaute. Sie atmeten auf, denn dadurch wurde natürlich auch ihnen eine gewisse Last abgenommen. Trotzdem gab es keinen, der mich wirklich verstand. Viele waren einfach froh, dass es so war, wie es war, und sagten sich, dass sie es auch gar nicht nachvollziehen müssen. Andere schüttelten den Kopf und versuchten mich immer darauf aufmerksam zu machen, dass das dicke Ende noch kommt. Das schwarze Loch, der Moment, wo meine angebliche Verdrängungstaktik wie ein Kartenhaus in sich zusammenbrechen würde.
Natürlich war ich auch auf der Hut. Ich hörte immer wieder in mich hinein und stellte mir oft die Frage, ob ich nicht normal sei. Aber was ist in dieser Situation normal? Immer wieder hörte ich meine innere Stimme, die mir sagte, dass alles gut ist, so wie es ist. Und dass ich nichts wirklich verloren habe.
Ulf war es auch, der mir bei einem Telefonat, als ich ihm von meiner inneren Zerrissenheit wegen der Urnen erzählt habe, Mut gemacht hat. Er hat gar nicht viel dazu gesagt, außer: „Ich weiß, dass du Anni tragen kannst.“
Später dachte ich immer wieder daran, wie Ulf nur darauf kam, dass ich Annikas Urne zum Grab tragen konnte. Und noch immer kreisten in meinem Kopf die Gedanken – das letzte Mal ... mein Kind ... Claudia, ich weiß du schaffst das ... . Es war, als legte sich plötzlich ein Schalter um. Und auf einmal war da auch ein anderer Gedanke. Immer wieder hatte ich mich im Kreis gedreht und alle Energie

in das Problem gesteckt. Das letzte Mal ...
Jetzt hörte ich meine innere Stimme ganz deutlich, die mir eine andere Sichtweise aufzeigte: „**Du** darfst noch einmal dein Kind tragen. **Du** bekommst die Chance dazu. Die Mutter, die ihr Kind in so vielen Lebenslagen begleitet hat, **du** darfst sie auch auf ihrem letzten irdischen Weg begleiten."
An diesen kleinen Funken Hoffnung hielt ich mich geklammert, aus Angst, sonst zu ertrinken.
„Ja, ich darf mein Kind tragen. ICH und nicht irgendein fremder Mensch vom Bestattungsinstitut, der mein Kind gar nicht kennt. Ich schaffe das!"
Auf einmal durchflutete mich eine tiefe Ruhe und mir wurde klar, dass mir mein Leben gerade eine ganz wichtige Lektion erteilt hatte.
Man kann alles im Leben von zwei Seiten betrachten.

„In welcher Situation wir uns auch befinden,
es ist immer möglich, etwas Positives zu finden."
Dalai Lama

Den Gedanken ‚Zum letzten Mal trage ich mein Kind' dachte ich nie wieder.

Elisabeth hatte sich dafür eingesetzt, einen Termin bei einem Kinderpsychologen für Felix zu bekommen. Normalerweise gibt es eine enorme Wartezeit, aber aufgrund der besonderen Umstände in unserem Fall bekamen wir innerhalb kürzester Zeit einen Termin.
Felix wusste überhaupt nicht, wofür das gut sein sollte. Schließlich fühlte er sich fit und gesund. „Mama, ganz ehrlich, ich weiß nicht, was ich da soll." Ich versuchte

es ihm zu erklären. „Sieh mal, mein Schatz, ich hatte ja nach dem Unfall viele körperliche Verletzungen, die man sehen konnte.
Wenn unsere Seele verletzt ist, kann man das nicht auf Anhieb sehen. Daher möchte ich dich gerne dem Kinderpsychologen vorstellen, nicht, weil ich denke, dass du nicht richtig tickst, sondern um zu verhindern, dass du später z.B. Albträume oder ähnliches bekommst."
Widerwillig erklärte er sich bereit. „Aber nur unter der Bedingung, dass du da mitkommst", ließ er sich vorher von mir versprechen.
Und so saß ich dann auch im Behandlungszimmer, etwas abseits, und hörte zu, wie der Psychologe das Gespräch mit Felix aufnahm.
„Da ist dir ja was ganz schön Schlimmes passiert! Da wart ihr kurz vor Weihnachten auf dem Weg in den Urlaub und dann hattet ihr einen ganz schweren Autounfall, bei dem dein Vater und deine Schwester gestorben sind. Du warst mit im selben Auto und bist auch verletzt gewesen."
Er sprach ganz ruhig mit Felix, aber ich merkte am Verhalten meines Sohnes, dass er das Gespräch schnellstmöglich hinter sich bringen wollte.
Er antwortete ihm: „Man kann aber auch ganz viel positiv sehen." Ich hielt den Atem an und war gespannt, was der Psychologe darauf sagen würde. Was mein Sohn da sagte, konnte ich verstehen. Auch ich empfand vieles von dem, was wir jetzt erlebten, als Reichtum. Mir fiel in diesem Moment das Gespräch ein, das Felix und ich am letzten Wochenende morgens in meinem Bett hatten. Er war einen Tag zuvor mit Annikas Freund Kevin verabredet gewesen, der ihm ein Original Schalke-Trikot von Benedikt Hövedes geschenkt hatte. Obwohl Felix wie sein Papa

Gladbach-Fan ist, hat er sich sehr über das Geschenk gefreut. Und auch darüber, dass Kevin mit ihm einen ganzen Nachmittag verbracht hat.

An diesem Morgen sagte Felix zu mir: „Mama, ich bin echt glücklich. Ich weiß noch, als Malinas Vater gestorben ist, da hab ich zu Peter noch gesagt, dass ich nicht hoffe, dass mir so etwas jemals passiert. Und jetzt ist es geschehen und ganz ehrlich, ich hab es mir viel schlimmer vorgestellt. Wenn ich es rückgängig machen könnte, ich weiß gar nicht, ob ich es machen würde."

Felix hatte genau wie ich die Chance erkannt, an diesem Schicksal zu wachsen und zu reifen. Wir sahen viele Dinge mit anderen Augen. Ich hatte oft das Gefühl, aufgewacht zu sein und die Liebe und Fürsorge, die uns von so vielen Menschen entgegen gebracht wurde, waren für uns ein Geschenk.

Der Psychologe stutzte kurz. „Felix, ich habe das Gefühl, dass dir gar nicht so genau bewusst ist, was dir da passiert ist. Ich denke du verdrängst den Tod deiner Schwester und deines Vaters."

Felix dachte eine Weile nach. „Im Wohnzimmer haben wir von Papa und Annika zwei große Fotos aufgehängt. Auf unserem Esszimmertisch haben wir zwei Kerzen hingestellt. Eine auf Papas Platz und eine auf Annikas. Wenn Mama und ich essen, zünde ich sie immer an.

Und außerdem stehen die Urnen bis zur Beerdigung in unserem Wohnzimmer auf der Fensterbank.

Nein, ich glaube nicht, dass ich da was verdränge."

Ich wurde jetzt auch mit in das Gespräch einbezogen. Er erklärte mir, dass Kinder mit manchen Situationen deutlich klarer und einfacher umgehen können als die meisten

Erwachsenen. Er fand es gut, dass wir uns in unseren Alltag kleine Rituale eingebaut haben, die Micha und Annika mit einbezogen.
Eine psychologische Behandlung für Felix hielt er momentan für nicht nötig, wies uns aber darauf hin, sein Verhalten genau im Auge zu behalten.

Die Auferstehungsfeier

Auferstehung

Was gestern tote Hülle war,
umweht von kalten Winden,
entfaltet jetzt ein Flügelpaar,
bemalt die braunen Rinden.

Bald wird der bunte Flügelstaub
sanft auf deine Lider wehn,
und aus dem welken Liebeslaub
wird Hoffnung auferstehn.

~ aus „Schmetterlingspoesie – Band 1" ~

Die letzten Tage meiner Reha bin ich zum ersten Mal wieder mit dem eigenen Auto gefahren. Ich saß eine ganze Weile auf dem Fahrersitz, ehe ich den Motor starten konnte. Ich hatte ein mächtiges Grummeln im Bauch und meine feuchten Hände umklammerten das Lenkrad. Ich atmete tief ein und aus. Bisher war ich immer gerne Auto gefahren.

Ich drehte den Zündschlüssel um und startete den Wagen. Je eher, desto besser, kam es mir in den Sinn. Körperlich war ich mittlerweile wieder in der Lage, ein Auto zu steuern, aber wie sah es in mir aus, was war mit meiner seelischen Verfassung?

Ich steckte eine CD, die mir Ulf geschickt hatte, in den Player und während ich die Musik hörte, die mir Ulf als

Futter für die Seele angepriesen hatte, überkam mich wieder dieses wunderschöne Gefühl von tiefem Frieden. Ich war mit einem Mal nicht mehr alleine im Auto, - Micha und Anni waren da. Ich spürte sie ganz deutlich und sie lauschten auch der Musik. Ich hörte Michas Stimme, die mich fragte: „Hey, was ist das denn für eine tolle Musik?"
Ich strahlte über das ganze Gesicht, so ein wohliges Gefühl empfand ich in diesem Moment. Das Autofahren war zur Nebensache geworden und wieder dankte ich für diese Kraft, die im richtigen Moment zu mir kam.

Unsere kleine Dorfkirche lag malerisch am Wesel-Datteln-Kanal, eingerahmt von einem wunderschönen kleinen Friedhof, der in der Tat ein friedlicher Ort war.
Als ich am 28. Februar zur Beisetzung fuhr, traf ich auf dem Parkplatz als erstes eine gute alte Freundin meiner Mutter, die ich das letzte Mal bei unserer Hochzeit gesehen hatte. Trotzdem war sofort eine innige Nähe zu spüren, als sie mich in den Arm nahm.
Beide Urnen standen vor dem Altar. Daneben die großen Bilder, die auch schon im Januar beim Trauergottesdienst und danach bei uns im Wohnzimmer ihren Platz gefunden hatten.
Obwohl nicht so viele Leute da waren wie beim offiziellen Trauergottesdienst, war die kleine Kirche doch bis auf den letzten Platz besetzt, und für viele Freunde blieb nur noch ein Stehplatz übrig.
Während des Gottesdienstes hielt ich Felix' Hand in meiner und ich spürte Michas und Annikas Gegenwart ganz deutlich.
Markus und unser Pastor hielten den Gottesdienst. Sie trugen beide helle Gewänder und die Botschaft einer Auf-

erstehungsfeier senkte sich auf die Trauergemeinde.
Ich spürte Frieden in mir, und als Markus mit den Worten: „Beim Abschlusslied hat jeder für sich selbst die Möglichkeit, Abschied von Michael und Annika zu nehmen“ den Gottesdienst beendete, erklang aus den Lautsprechern „Nothing else matters“.
Diese Minuten waren die wohl emotionalsten des gesamten Gottesdienstes.
Ich nahm Felix fest in meinen Arm.
Im Anschluss kam der große Moment des Auszuges aus der Kirche hinaus zum Grab. Mein Schwiegervater und ich gingen nach vorne zum Altar und nahmen jeweils die Urnen unserer Kinder an uns.
Und während ich mit der Urne durch den Mittelgang der Kirche schritt, empfand ich einen unbeschreiblichen Stolz in mir. Ich spürte sofort, dass die Entscheidung, den Weg gemeinsam zu gehen, goldrichtig war. Bevor ich die Urne dem Bestatter übergab, berührten meine Lippen sanft den kühlen Deckel der Urne. Dort, wo in Goldbuchstaben „Mein Sonnenschein“ stand, küsste ich Anni zum letzten Mal. Die Urnen wurden versenkt und Markus legte einen großen Packen an Briefen, die er mit einer roten Schleife gebündelt hatte, ebenfalls in das Grab.

Ich fühlte mich stark in diesem Moment, und ich wusste, dass ich nicht alleine war.

Nach der Beisetzung fuhren wir zu mir nach Hause und saßen zusammen. Obwohl der Anlass sehr traurig war, war es auch ein schönes Beisammensein. Meine Freunde hatten mir die Arbeit abgenommen und zwei verschiedene Suppen mitgebracht, die wir jetzt zusammen aßen.

Ich ließ einige Brief von Annika rumgehen, die sie ihrem Papa zu verschiedensten Anlässen wie Vatertag und Geburtstag geschrieben hatte.

Zum 40. Geburtstag von Micha im Juni 2008 schrieb sie:

„Lieber Papa!
Jetzt bist du schon 40 Jahre! Hört sich alt an, was? Aber halb so wild. Für mich bist und bleibst du immer der beste Papa der Welt! ;-) Ich hoffe wir beide werden noch lange Höhen und Tiefen zusammen überstehen und zusammen weinen und lachen!
Tja, das war's auch schon! Mehr wollte ich dir gar nicht sagen!
Ich hab dich ganz dolle lieb!
Alles Gute zum 40-sten!
Deine Annika"

Diese Briefe mit diesem Inhalt zu lesen, hatte etwas Trauriges und auch etwas Tröstliches an sich. ... Höhen und Tiefen zusammen überstehen ...
Ich war so froh, diese Briefe in den Händen zu halten. Kostbare Schätze waren es für mich.

Als sich meine Eltern und Schwiegereltern verabschiedet hatten, kamen noch Freunde zu mir und wir saßen an diesem Tag noch lange zusammen. Wir tranken auf die beiden ein Bier, denn wir waren uns sicher, dass Micha es nicht anders gewollt hätte.
Ich konnte mir keinen schöneren Abschied für meine beiden vorstellen.
Dieser Winter war ungewöhnlich kalt und wollte einfach

kein Ende nehmen.
An einem winterklaren Abend trafen wir uns mit meinen Freunden zum Glühwein trinken. Wir standen zusammen und zündeten für Micha und Anni zwei Himmelslaternen an. Während sie langsam in die finstere klare Nacht hinaufstiegen, ließ ich sie nicht aus den Augen. Sie stiegen höher und höher und das Licht verblasste irgendwann. Es löste sich vor meinen mit Tränen gefüllten Augen auf. Sie waren aus meinem Sichtfeld verschwunden und trotzdem waren sie ja noch da. So wie Micha und Anni auch.

Was ist sterben?
Ein Schiff segelt hinaus und ich beobachte,
wie es am Horizont verschwindet.
Jemand an meiner Seite sagt: „Es ist verschwunden."
Verschwunden wohin?
Verschwunden aus meinem Blickfeld - das ist alles.
Das Schiff ist nach wie vor so groß, wie es war,
als ich es gesehen habe.
Dass es immer kleiner wird und es dann völlig aus
meinen Augen verschwindet ist in mir,
es hat mit dem Schiff nichts zu tun.
Und gerade in dem Moment, wenn jemand neben
mir sagt, es ist verschwunden, gibt es Andere,
die es kommen sehen, und andere Stimmen,
die freudig Aufschreien: „Da kommt es!"
Das ist sterben.

Charles Henry Brent

Zurück in den Alltag

An jedem neuen Morgen

Wenn an jedem neuen Morgen
jede Angst und alle Sorgen
und alles Dunkle dieser Welt
aus dem Kopf ins Weite fällt,
dann fühl ich mich in ihm geborgen,
weiß, dass ein Engel seine Flügel
über meine Seele hält.

~ aus „Schmetterlingspoesie – Band 4“ ~

Am 03. März fühlte ich mich körperlich wieder einigermaßen fit und ich wollte zurück in meinen Beruf. Ich arbeite mit meinem Bruder zusammen in unserem Familienbetrieb, wo auch Micha die letzten sechs Jahre gearbeitet hatte.
Wir waren also nicht nur ein Ehepaar, sondern auch Arbeitskollegen gewesen. Mein erster Arbeitstag war wirklich schwer zu ertragen. Schon morgens auf dem Hinweg kämpfte ich gegen die Tränen. Beim Anblick seines verwaisten Arbeitsplatzes zog sich mein Magen zusammen. Seine Kaffeetasse mit der Aufschrift ‚it‘s a beautiful day‘ stand im Küchenschrank. So, als würde er jeden Moment von einem Außendiensttermin wiederkommen.
Ich sah Micha überall. Seine Handschrift tauchte immer wieder in den unterschiedlichsten Akten auf. Es tat so weh.

„@Ulf

Hallo lieber Ulf!

Heute war ich zum ersten Mal wieder arbeiten. Das war echt hart, weil Micha ja auch in der Firma überall präsent ist. Überall sehe ich seine Notizen, seine Handschrift. Heute fehlt er mir wirklich unglaublich und dann kam auch noch um kurz vor zwölf auf WDR 2 Nothing else matters. Das kann kein Zufall sein und total viele Freunde haben das auch gehört und alle an die Beerdigung gedacht. Ich wünsch dir noch einen schönen Tag.

LG Claudia"

„@Claudia

... irgendwie beruhigend, dass Micha überall seine Spuren hinterlassen hat - weist das doch darauf hin, dass sein Tun von Wert war. Wäre es anders, würdest du ihm nicht so oft begegnen und er wäre wie viele andere schon vergessen.

Hey, du bist nun mal ein Mensch, der das Herz an der rechten Stelle hat und da wird wohl immer ein Platz für Micha und Annika sein. Mag sich jetzt vielleicht blöd anhören, aber ich weiß, dass mit der Zeit aus dem innehaltenden kurzen Schmerz ein innehaltendes kurzes Lächeln wird. Aber das weißt du ja auch ... wichtig ist wahrscheinlich im Augenblick vor allem, dass du dir die Zeit zum Innehalten nimmst.

fühl dich umarmt ... Ulf"

Und die Zeit wollte ich mir auch nehmen. Ich beschloss, nicht mehr gegen die aufkommenden Gefühle anzukämpfen, sondern sie so anzunehmen, wie sie kamen. Ich habe erkannt, dass ich etwas ganz Wichtiges zu lernen hatte. **Geduldig** zu sein.

Felix und ich waren uns einig, dass wir seine Idee, uns einen Hund anzuschaffen, in die Tat umsetzen wollten.
Leider erfuhren wir, dass die Eltern von Annikas Freundin Carolin momentan keinen weiteren Wurf planten. Aber ich war mir sicher, dass wir schon noch einen geeigneten Hund finden würden. Meine Freundin Bettina war es, die mir den entscheidenden Tipp gab. Sie fragte mich eines Tages: „Habt ihr zwei euch eigentlich schon festgelegt, dass ihr unbedingt einen blonden Golden Retriever haben wollt? Falls ihr euch mit einem schwarzen Hund anfreunden könntet, auf dem Bauernhof, wo Lena zum Reiten hingeht, gibt es total süße schwarze Labradorwelpen. Ich weiß auch, dass noch nicht alle ein festes Zuhause gefunden haben.
Mein Interesse war geweckt, „Weißt du denn, wann die Welpen abgegeben werden?“ „Das ist jetzt ein bisschen kurzfristig, aber am Freitag, den 06. März kann man die Kleinen mit nach Hause nehmen.“
Mit großer Aufregung und einer gehörigen Portion Neugierde fuhr ich kurzerhand mit Felix zu den Züchtern. Jeder, der einmal in dieser Situation war und einen Haufen kleiner wuseliger Welpen gesehen hat, weiß, dass man sich gar nicht mehr anders entscheiden kann.
Für uns kam nur ein Rüde in Frage, und wir hatten Glück, - drei Stück waren noch ‚frei‘. Wir reservierten uns einen kleinen Schwarzen mit einer weißen Blesse auf seiner

Brust. So konnten wir ihn prima von seinen Geschwistern unterscheiden.
Bevor wir uns fest entscheiden konnten, mussten wir nur noch klären, wo wir den Kleinen lassen würden, wenn wir über Ostern mit meinen Eltern und meinem Bruder für 10 Tage nach Norderney fahren würden. Dieser Urlaub war fest eingeplant und einen Hundewelpen konnten wir dort leider nicht mit in die gebuchte Unterkunft nehmen.
Ich rief meine Freundin Stefanie an, unsere Trauzeugin und Patentante von Annika. Ich wusste, dass sie ein Hundenarr war, und sie sagte begeistert zu. Sofort rief ich bei der Züchterin an und vereinbarte den Einzug von unserem zukünftigen Familienmitglied für Freitag.
Felix und ich berieten uns unterdessen über einen geeigneten Namen für unseren Vierbeiner. Da es sich um den zweiten sogenannten B-Wurf der Hündin handelte, hielten wir nach einem Namen mit B Ausschau. Felix favorisierte sofort den Namen Blacky, den ich ein wenig einfallslos fand, aber er war nicht umzustimmen und so tauften wir ihn Blacky.
Bevor wir den Kleinen abholten, fuhren wir erst einmal zu einem großen Heimtierbedarf-Händler und kauften eine Erstausstattung für unseren Hund. Mit Leine, Näpfen und Lektüre bewaffnet, bereiteten wir uns vor.
Am Freitag war der große Tag und wir fuhren aufgeregt zum Züchter. Es tat gut, Felix so glücklich zu sehen und mir war klar, dass wir die richtige Entscheidung getroffen hatten.
Die ersten paar Tage (und Nächte) waren sehr anstrengend. Ich fühlte mich stark daran erinnert, wie es war, ein Baby zu Hause zu haben. Eigentlich war es noch viel anstrengender, da man den Kleinen keine Minute aus

den Augen lassen konnte. Alles wurde beschnuppert und sofort ins Maul genommen. Ständig bestand die Gefahr, dass er sein kleines oder großes Geschäft machen würde. Auf der anderen Seite war es aber auch wunderschön zu sehen, wie schnell sich eine Vertrautheit einstellte.

Am darauffolgenden Mittwoch bemerkte ich bei Blacky eine Veränderung. Als ich morgens mit ihm rausgehen wollte, konnte er sich kaum auf seinen Beinen halten. Er rutschte ständig auf unseren Fliesen aus. Draußen im Garten knickten ihm auch die Beine weg. Es sah aus, als machte er Spagat.

Mein erster Tierarzttermin stand an. Der Tierarzt vermutete eine Überlastung seiner noch weichen Knochen und Gelenke und spritzte ihm ein Medikament, was schmerzlindernd wirken sollte. Ich las unterdessen in meinen Hundebüchern von typischen Labradorkrankheiten und fand etwas über die Krankheit Myopathie heraus. Ich hatte ein sehr ungutes Gefühl in mir, aber ich versuchte dem Tierarzt zu vertrauen und hoffte, dass es sich wirklich nur um eine Überanstrengung handelte.

Am nächsten Morgen wurde es noch schlimmer. Blacky konnte sich nicht mehr alleine auf den Beinen halten. Ich fuhr wieder umgehend zum Tierarzt, der mich daraufhin an eine Tierklinik in Duisburg verwies. Mein Bruder kam mit. Ich hätte es alleine nicht geschafft.

Hatte sich mein Bauchgefühl bewahrheitet? Gegenüber Felix versuchte ich, optimistisch zu bleiben. Ich wurde fast verrückt vor Angst.

Fast vier Stunden saßen wir im Wartezimmer. Blacky schlief fast die ganze Zeit auf meinem Schoß. Wir sahen so viele kranke Tiere. Es war schrecklich.

Als die Ärztin dort endlich Zeit für uns gefunden hatte, wirkte sie sehr ernst. Sie nahm Blacky mit in ein anderes Behandlungszimmer, um sich noch eine zweite Meinung eines Kollegen einzuholen. Als sie zu uns zurückkehrte, machte sie uns keine Hoffnung.
„Es tut mir sehr leid, aber wir sind ziemlich sicher, dass ihr Welpe an Myopathie erkrankt ist. Es handelt sich dabei um eine erblich bedingte neuromuskuläre Erkrankung, bei der es keine Heilungschance gibt. Ich empfehle ihnen, den Hund zurück zum Züchter zu bringen. Es muss angenommen werden, dass auch weitere Welpen aus dem Wurf erkrankt sind oder erkranken werden. Ihr Züchter muss unbedingt mit allen anderen Welpeneltern Kontakt aufnehmen.
Es gibt mittlerweile einen Gentest, mit dessen Hilfe es möglich ist, die Hunde auf diese Erkrankung zu testen."
Was mir die Tierärztin da sagte, war ein Schlag ins Gesicht. Wir mussten Blacky weggeben. Er würde eingeschläfert werden müssen. Wieder gab es in unserem Leben einen Abschied.
Wie sollte ich es Felix nur beibringen!? Was wurde da von mir, von uns, verlangt.
Gemeinsam mit meinem Bruder fuhren wir zum Züchter. Ich war dankbar, ihn an meiner Seite zu haben. Die Züchterin fiel aus allen Wolken. Von keinem anderen Hundebesitzer hatte sie von dieser Erkrankung gehört. Sie wollte sich umgehend mit allen in Verbindung setzen. Sie hatte noch drei Welpen aus dem Wurf da, und wir setzten Blacky zu seinen Geschwistern in die Wurfkiste.
Ich war so wütend. Ich erzählte von unseren Verlusten in den letzten Monaten. Sie wurde kreidebleich und versprach mir einen anderen Welpen.

„Im Moment weiß ich gar nichts mehr", gestand ich ziemlich verstört. Bevor ich einen Hund aus diesem Wurf nehmen könnte, müsste vorab ein Gentest durchgeführt werden, damit wir die Erkrankung hundertprozentig ausschließen könnten. Ich brauchte Bedenkzeit und versprach, mich in den nächsten Tagen zu melden.
Als ich nach Haus fuhr, mit der Hundeleine in der Hand, kam Felix gespannt die Treppe heruntergelaufen.
„Wo ist Blacky?", fragte er erstaunt.
Ich brach in Tränen aus - und er gleich mit.
Wir räumten alle Hundesachen erst einmal in einen großen Karton und verstauten diesen im Keller.
Immer wieder weinte Felix in den nächsten Tagen erbärmlich. Ich hatte das Gefühl, er weinte noch mehr als in den ersten Tagen nach unserem Unfall.
Als ihn mal wieder heftig seine Gefühle übermannten, hielt er plötzlich inne, schaute mich mit seinen rot geäderten Augen an und sagte mit leiser Stimme: „Mama, weißt du eigentlich, was gut ist? Dass ich so gut loslassen kann."

„@ulf

Hey du Lieber! Das Schicksal hat mal wieder kräftig zugeschlagen. Blacky leidet an einer Nervenkrankheit und muss eingeschläfert werden. Wir haben ihn heute zum Züchter zurück gebracht. Verdammt ich bin so wütend, jetzt reicht es wirklich."

„@claudia

... ich möchte sagen ich tue mich schwer Worte zu finden.

Es wäre sicher besser gewesen, wenn der Züchter das schon eher gemerkt hätte. Bleibt die Frage, warum sein Schicksal mit eurem in diesem Augenblick verbunden war? Vielleicht hat sich Annika aber auch nur einen Hund gewünscht als sie gesehen hat, welch´ neuen Freund Felix gefunden hat!?

Habe große Lust dich mal in den Arm zu nehmen!

ich melde mich heute Abend ...

Ulf"

„@ulf

Ich denke auch, dass Annika dahinter steckt. Aber trotzdem durften wir eine Woche lang Blacky in unser Herz schließen und ihm unsere Zuneigung zeigen. Ich bin sicher er hatte eine tolle Woche bei uns. Wir haben uns viel gegeben.
Mir tut Felix sehr leid, er ist echt am Boden zerstört. Aber ich denke auch er wird darüber hinweg kommen. Wie sagte er so schön: „Ich kann ja gut loslassen."
Ganz schön stark mein Kleiner!
So wie es aussieht, bekommen wir einen Bruder von Blacky. Jedoch erst nach Ostern und nach Gentest, der nachweisen kann, dass diese Erkrankung bei ihm nicht vorliegt.
Ich fühl mich von Dir umarmt! Bin froh einen so tollen Freund in dir gefunden zu haben.
LG
Claudi"

Norderney

Möwenflug

Möwen schweben durch die warmen Winde,
wie Engel, die Hoffnung auf die Erde bringen,
es ist dein Lachen, in dem ich Frieden finde,
und die Engel, sie singen.

~ aus „Schmetterlingspoesie – Band 1“ ~

Wir erhielten die gute Nachricht, dass nach unserem bevorstehenden Norderney-Urlaub ein gesunder Labradorrüde mit dem Namen Anton bei uns einziehen würde.
Am 17.04., zwei Tage vor Annikas 14. Geburtstag, sollte er zu uns kommen.
Aber jetzt stand uns erst mal eine weitere Hürde bevor.
Unser erster Urlaub zu zweit. Auf unserer Familieninsel Norderney. Dort haben wir unzählige Familienurlaube verbracht. Erst mit Kinderwagen und später mit Bollerkarren sind wir die vergangenen Jahre in den Sommerferien stets dort gewesen. Im letzten Jahr waren wir über Ostern auch zusammen mit meinen Eltern, meinem Bruder und seiner Frau Nicole dort - und hatten gleich den Urlaub für dieses Jahr gebucht.
Meine Eltern holten Felix und mich ab. Ich fuhr mit gemischten Gefühlen. Da war mit Sicherheit eine große Vorfreude auf die bevorstehenden freien Tage, denn ich merkte, wie bitter nötig ich den Urlaub hatte.
Abstand gewinnen von zu Hause, von der Arbeit und der

Trauer. Aber da waren auch Gefühle der Unsicherheit. Würde ich es ertragen können, an unserer ‚alten' Ferienwohnung vorbeizugehen? All die Erinnerungen, die aufkommen würden.

Ich saß mit Felix im Fond des Autos meiner Eltern. Kurz vor Emden bat ich meine Mutter, einen anderen Radiosender zu suchen. Sie startete den Suchlauf und als er automatisch stoppte, hörte ich noch den Moderator, wie er ein Lied der Gruppe Metallica ankündigte.
Es kam genau die besondere Version, die wir in der Kirche gespielt haben: „Nothing else matters" in Begleitung des Symphonie-Orchesters.
Mein Blick wanderte zu Felix, wir schauten uns in die Augen. Ich nahm seine Hand in meine und er flüsterte mir zu: „Die beiden fahren auch mit ..."
Mit einem Mal waren alle Zweifel weg und ich wusste, dass ich die nächsten Urlaubstage genießen konnte. Tiefer Frieden legte sich um mich wie eine wärmende Decke. Ich spürte ein glückliches Gefühl in mir.

Am Hafen auf Norderney wurden wir von meiner Freundin Urte begrüßt, die mit ihren beiden Kindern auch eine Woche auf Norderney verbrachte und schon einen Tag vorher angereist war. Ihre Ferienwohnung war nicht weit von unserem Apartment entfernt und Felix freute sich darauf, Zeit mit seinem Freund verbringen zu können.
Es war auch für Felix eine ganz neue Situation. Seine Schwester war in den Urlauben immer mit ihren guten Ideen und Einfällen da gewesen, und auch wenn es ab und zu mal Krach gab, so stimmte die Grundharmonie bei meinen beiden Kindern. Und Annikas Talent war ein-

deutig, dass mit ihr niemals Langeweile aufkam. Sie war ein Mensch, der andere mitreißen konnte und es auch tat. Felix war stets der ruhigere Part und hat sich vielleicht auch auf Annikas Temperament verlassen. Auch für ihn war es an der Zeit, neue Wege zu gehen.

Die Tage vergingen wie im Fluge. Wir hatten traumhaftes Wetter und nach dem langen kalten Winter taten die ersten Sonnenstrahlen mehr als gut. Sie ließen in uns die Vorfreude auf den kommenden Sommer noch größer werden. Wir verbrachten viel Zeit am Strand, spielten Beach-Tennis und Boccia. Die Kinder buddelten, Urte und ich saßen im Strandkorb und ließen es uns gut gehen. Ich empfand die Tage als pure Entspannung.

Ganz leise spürte ich eine Sehnsucht nach Zärtlichkeit in mir aufkommen. Ich stellte dieses Gefühl nie in Frage. Es war da, ein Teil von mir. Das war ich und das war mein Leben. Ich sah mich gedanklich in den Armen eines Mannes liegen. Ich wollte die Wärme und Nähe genießen. Ich hatte keine Angst davor, für immer alleine zu bleiben. Ich spürte keine Einsamkeit, auch nicht, wenn ich alleine war. Durch eine Freundin kam ich auf die Idee, über das Internet jemanden kennen zu lernen. So kam es, dass ich auf einer Partnervermittlungsseite ein Profil von mir erstellte. Sehr schnell bekam ich Post. Zum Teil war ich entsetzt, was mir da geschrieben wurde. Aber es war auch spannend und es kitzelte. Mit einem Mann schrieb ich öfter und das, was ich zu lesen bekam, erschien mir sehr vertraut und sprach mich ungemein an. Es war zurückhaltend, aber trotzdem interessiert. Es war unaufdringlich, aber trotzdem tiefgründig. Es gefiel mir. Ich freute mich schon auf weitere E-mails nach unserem Norderney-Aufenthalt.

Nicole, meine Schwägerin, hatte auf Norderney Geburtstag. Ich mag sie sehr und war auf der Suche nach einem schönen Geschenk. Es trieb mich in eine Buchhandlung. Ich hatte vor einiger Zeit von Bettina das Buch ‚Hühnersuppe für die Seele' geschenkt bekommen und ich fand die herzerwärmenden Geschichten in diesem Buch wunderschön. Ich fragte in dem Buchladen danach. Die nette Verkäuferin zeigte mir ein Regal, machte mir aber nicht sehr viel Hoffnung, das Buch hier zu finden.
Ich las die verschiedenen Buchtitel und - ich habe keine Ahnung, warum - nahm genau dieses Buch in die Hand: „... aus einem Samenkorn" von Gila van Delden.

Ich las den Text auf dem Buchrücken:

„Aus der Fülle des Lebens schöpfen"

„Werde ich spüren, wenn irgendwann wieder die Engel der Partnerschaft gemeinsam einen Plan für zwei Menschen entwerfen, um alles für die beiden in die richtigen Bahnen zu lenken?"

Als sich Gila van Delden diese Frage stellt, ahnt sie nicht, dass sie bald darauf im Internet einen Mann kennenlernen wird. Beide spüren, dass sie offenbar durch ihre gemeinsame Lebensaufgabe füreinander bestimmt sind ...
Mit neuen, berührenden und heiteren Episoden aus ihrer faszinierenden Lebensgeschichte führt die Autorin ihre Leserinnen und Leser zu den grundlegenden Fragen unseres Daseins. Ein Buch, das mit viel Humor und spiritu-

eller Tiefe das Herz für die Liebe öffnet und inspirierende Impulse für das eigene innere Wachstum schenkt.

Neugierig öffnete ich das Buch und las dort auf der ersten Seite:

Für alle Seelen im Licht,
die mich als Mensch
voller Liebe begleitet haben –
Ich weiß, dass es euch gut geht,
da, wo ihr jetzt seid ... .

Da stand ich nun in diesem Buchladen auf Norderney, wie vom Donner gerührt. Konnte das Zufall sein? Das Buch passte wie angegossen auf meine momentane Lebenssituation. Ich stellte es schnell zurück ins Regal. Ich konnte kaum glauben, was mir da gerade passierte.
Deutete ich da zu viel hinein? Warum hatte ich ausgerechnet dieses Buch in meine Hand genommen?
Ich kaufte meiner Schwägerin ein anderes Buch: „Gespräche mit Gott“ von Neale Donald Walsh. Ich hatte dieses Buch von Ulf geschenkt bekommen und fand es wertvoll und sinnvoll, dieses Wissen weiter zu geben.
Einen Tag später ging ich nochmals in die Buchhandlung und kaufte mir ‚mein‘ Buch „... aus einem Samenkorn“.

Ich lag abends neben Felix im Bett und lauschte, wie er tief ein- und ausatmete. Als ich glaubte, er sei eingeschlafen, knipste ich die Nachttischlampe an. Er rührte sich nicht, so konnte ich in aller Ruhe lesen.
Ich verschlang das Buch förmlich. Viele Stellen in ihrem Buch berührten mich zutiefst. Alles, was ich dort

lesen konnte über die Kraft des Unterbewusstseins, die Ursachen von Erfolg und Misserfolg, das Loslassen, die Trauerbewältigung, die neue Liebe in ihrem Leben, interessierte mich brennend - und oft hatte ich das Gefühl, da über das zu lesen, was ich im Moment empfand, wozu mir aber oft die Worte fehlten, um es auszudrücken.

Während Felix an einem Nachmittag mit seinem Freund im Schwimmbad war, nutzte ich die Zeit für einen ausgedehnten Strandspaziergang.
Die Sonne schien und die Möwen kreisten am Himmel. Ich zog mir die Schuhe aus und spürte den kühlen Sand und das noch kalte Meerwasser an meinen Füßen. Während ich so den Strand entlang spazierte, spürte ich mit einem Mal eine so starke Präsenz von Micha und Anni, dass es mir fast die Luft zum Atmen nahm. „Danke, dass ich diese Gefühle in mir trage", flüsterte ich vor mich hin. Ich nahm diese starke Präsenz zum Anlass, um mit Micha zu reden. Über den Mann, mit dem ich E-mails schrieb. Gespräche mit meinen beiden fanden in meinem Kopf statt. Ich führte keine Selbstgespräche. Es waren unsere Gedanken, die kommunizierten.
Ich dachte an meine Gefühle, meine Wünsche, - und ich empfing folgende Gedanken: „Ich habe ihn mit Bedacht für dich ausgewählt."
Beschwingt machte ich mich auf den Heimweg. Es ist gut so, wie es ist. Ich freute mich auf zu Hause, auf meinen Computer und auf weitere E-mails.

Wieder daheim, schaute ich direkt in mein Postfach und hatte das Glück, eine E-mail vorzufinden. Ich schrieb ihm zurück und wir verabredeten uns zu einem Telefonat an diesem Abend. Wir sprachen lange miteinander, tauschten uns aus. Es war eine angenehme Atmosphäre. Ich erzählte ihm von Micha und Annika. Dass ich verwitwet war, stand ja in meinem Profil, aber von Annika und auch von dem Zeitpunkt hatte er noch nichts gewusst. Obwohl wir uns vornahmen, uns mal zu treffen, spürte ich sofort, dass ihn die Situation überforderte. Schließlich sagte er per E-mail das geplante Treffen ab.

Ich fuhr zum Friedhof. Während unserer Abwesenheit war das Grab angelegt worden. Ich hatte mich für zwei dunkle Granitstelen entschieden, die nebeneinander aufgestellt waren.
Michas Stele war zwölf Zentimeter größer als Annikas, genau der Größenunterschied, den ihre Körper zuletzt hatten. Die komplette Grabgestaltung überließ ich einem Friedhofsgärtner, der das Grab mit einem Edelstahlblech in vier gleich große Felder teilte und jedes anders bepflanzte. Da stand ich nun, emotional aufgewühlt, vor dem Grab.

Die Stelen tragen die Namen, sowie Geburts- und Todestag der beiden. Die Namen dort in Stein gemeißelt zu sehen, verlieh der ganzen Situation eine enorme Endgültigkeit. Ich begann wieder mit Micha zu kommunizieren. Da lag ein weiterer Schatten auf meinem Herzen. Der Korb, den ich bekommen hatte, war nicht leicht für mich zu verkraften.
„Micha, wie waren deine Worte in Norderney? Ich hab ihn mit Bedacht für dich ausgewählt? Dass ich nicht lache. Hätte es nicht ganz anders ausgehen müssen?“
Seine Antwort formte sich unverzüglich in meinem Kopf.

„Hast du Norderney genießen können oder nicht?“
Mit dieser Antwort hatte ich nicht gerechnet. Aber er hatte Recht. Die Gedanken an den Mann und auch die Vorfreude auf das, was vielleicht kommen sollte, hatte es mir einfacher gemacht, den Urlaub zu genießen. Ich fuhr nach Hause, ließ den Computer hochfahren und löschte mein Profil.
Es würde für mich einen anderen Weg geben, jemanden kennen zu lernen. Zur richtigen Zeit am richtigen Ort. Davon war ich fest überzeugt. Trotzdem bereute ich nichts.

Geburtstag ohne Geburtstagskind

Wiedersehen

In jedem Sonnenuntergang
wohnt wie in jedem Gehen,
der Glaube an ein Morgen,
die Hoffnung auf ein Wiedersehen.

~ aus „Schmetterlingspoesie – Band 1" ~

Am Freitag, dem 17. April 2009 packten Felix und ich den Karton mit den Hundeutensilien wieder aus. Die Näpfe kamen wieder in die Küche und das karierte Hundekissen legten wir an seinen Platz. Wir nahmen das Hundegeschirr und die Leine und fuhren zum Züchter. Linda, eine Freundin von Annika, begleitete uns.

Bei der Züchterin angekommen gab es Neuigkeiten. Sie erzählte uns, dass von den elf Welpen drei weitere an Myopathie erkrankt waren und eingeschläfert werden mussten. Anton war unterdessen 14 Wochen alt und kerngesund. Er war schon ziemlich groß und auch der Züchterin fiel der Abschied von Anton nicht gerade leicht. Sie hatte ihn in ihr Herz geschlossen, denn er lebte ja auch die letzten Wochen mit in ihrer Familie.

Sie sagte uns, dass Anton ein besonderer Hund sei. Aber das sollten wir noch selber erfahren.

Er war schon fast stubenrein, und die ersten Tage zu Hause verliefen viel entspannter als mit Blacky. Nachts schlief er in einem Karton neben meinem Bett, - so bekam

ich mit, wenn er mal vor die Tür musste.
Von diesem Tag an konnte ich wieder - bis auf die Anton-Unterbrechungen - durchschlafen. Die abendliche Unruhe, die mich sonst immer überfallen hatte, legte sich, sobald ich das leise, gleichmäßige Atmen des Hundes hörte.
Mit Anton als Ablenkung sollte es mir gelingen, Annikas 14. Geburtstag zu überstehen.
Der 19. April 2009 fiel auf einen Sonntag. Ich habe die gesamte Familie und einige enge Freundinnen von Anni eingeladen. Die Tage vor dem Geburtstag waren eine emotionale Achterbahnfahrt.
Immer wieder brach ich in Tränen aus. Einen Tag vorher saß ich mit Felix und seinem Freund, der bei uns übernachtet hatte, am Frühstückstisch. Und wieder liefen die Tränen über meine Wangen. Ich konnte und wollte sie nicht aufhalten.
„Mama“, sagte Felix mitfühlend und schaute mich fragend an. „Warum weinst du denn in den letzten Tagen wieder so oft?“ Ich antwortete ihm leise: „Weil Annika morgen eigentlich Geburtstag hätte.“ Er dachte einen Moment nach und stellte mir dann folgende Frage: „Was feiert man denn an einem Geburtstag?“ Und er lieferte die Antwort gleich nach: „Man feiert, dass jemand vor so und so vielen Jahren auf die Welt gekommen ist. Und Annika ist morgen vor 14 Jahren geboren worden. Auch wenn sie nun nicht mehr hier ist, ändert es nichts an der Tatsache. Deshalb können wir morgen auch ihren Geburtstag feiern.“
Ich war sprachlos … Wieso gelang es Felix, mir in einem Satz zu erklären, dass ich eigentlich gar keinen Grund hätte zu weinen?
Dieses Kind ist ein Geschenk! Obwohl ich immer noch

die tiefe Traurigkeit in mir spürte, musste ich die ganze Zeit an Felix' Worte denken. Und er hatte recht, der Tag morgen würde ein besonderer Tag sein, da vor 14 Jahren ein wundervoller Mensch das Licht der Welt erblickt hatte.

Am nächsten Morgen weckte mich Anton um kurz vor sechs. Ich nahm ihn hoch aus seinem Schlafkarton und ging mit ihm hinaus hinter unseren Garten. Dort ließ ich ihn laufen. Er zog schnüffelnd über die Wiese und hockte sich hier und dort hin, um sein Geschäft zu verrichten. Meine Gedanken waren ganz bei Annika. Der Tag versprach wunderschön zu werden. Ich atmete tief ein und aus - und nahm bewusst meine Umgebung wahr. Die Vögel zwitscherten an diesem Morgen besonders fröhlich und der Himmel war leuchtendblau. Die Sonne schickte ihre ersten Strahlen durch die noch unbelaubten Baumwipfel. Ich war erfüllt von einer unglaublichen Ruhe und Kraft. Mit einem Mal überkam mich ein so friedliches Gefühl und es war wieder so, als würde Anni in Gedanken zu mir sprechen: „Mama, alles ist gut. Ihr werdet heute einen schönen Tag mit vielen Freunden von mir verbringen und ich werde mitten unter euch sein."
Tränen kamen, aber es waren gute Tränen - und ich wusste in diesem Augenblick, dass es ein guter Tag werden würde. Annikas 14. Geburtstag.

Am Nachmittag standen die Großeltern, Paten und Freunde vor der Tür. Alle waren neugierig auf Anton und wollten ihn streicheln, - vor allem die Kinder bekamen gar nicht genug. Anton ließ alles geduldig über sich ergehen und schlief irgendwann erschöpft ein. Wir saßen bei Kaffee und Kuchen zusammen, - Annikas Taufkerze stand auf dem Tisch -, redeten über Micha und Anni, erzählten Anekdoten aus ihrem und unserem gemeinsamen Leben. Es war fast wie immer ... - nur, dass zwei ganz wichtige Menschen in unserer Runde fehlten.

Nach dem Kaffee machten wir gemeinsam einen Spaziergang, der uns auch zum Friedhof führte. Wir nahmen eine Bollerkarre mit, in der die Jüngste meiner Freundin mit Anton auf ihrem Schoß thronte, da er fix und fertig war. Als ich abends im Bett lag, dankte ich Annika für diesen schönen Tag und für die Kraft, die mich von morgens bis abends nicht verlassen hatte.
Den ersten schweren Tag hatten wir gemeistert. Unter anderem mit der Hilfe der Familie und der lieben Freunde.

Die nächsten Tage waren ausgefüllt mit Spaziergängen, Streicheleinheiten für Anton - und dem ganz normalen Alltag. Ich nahm ihn tagsüber mit ins Büro, und das klappte ganz prima. Ich war froh, dass ich diese Möglichkeit hatte.
Eines Tages überraschte uns Anton.
Hierzu muss ich Folgendes vorausschicken: Annika und Felix hatten sich während eines Urlaubs auf Norderney alle beide einen ganz kuschelig weichen Stofffrosch von ihrem Urlaubsgeld gekauft. Die beiden Frösche sahen fast gleich aus. Da die Augen etwas unterschiedlich waren, konnten meine Kinder die beiden auseinander halten.
Die Frösche waren seit diesem Urlaub immer mit dabei, wenn es auf große Fahrt ging. So auch in den Skiurlaub, in dem sich unser Unfall ereignet hatte.
Meine Schwägerin hatte die Idee, den Frosch mit in Annikas Sarg zu legen.

Erst nach der Einäscherung war Felix aufgefallen, dass sein Frosch eigentlich Annikas war - und so sein Kuscheltier mit Anni auf ihre letzte Reise ging. Mein tapferer kleiner Mann tröstete sich damit, dass Anni so auch etwas von ihm dabei hatte und er im Gegenzug noch etwas von Anni besaß.
Auf jeden Fall saß der Frosch seitdem bei Felix im Bett.

Anton folgte uns auf Schritt und Tritt. Wenn ich in der oberen Etage war, wo sich alle drei Schlafzimmer befanden, nahm ich Anton immer mit nach oben. Auch dort ging er durch die Zimmer und musste in jeder Ecke schnüffeln. An diesem Tag ging Anton in Felix‘ Zimmer, schaute hier und dort - und ging dann an sein Bett. Er nahm ganz zielstrebig und behutsam mit seinem Maul den Frosch aus Felix‘ Bett und trug ihn rüber in Annikas Zimmer. Dort ließ er ihn auf den Teppich fallen.
Felix und ich schauten uns sprachlos an. ‚Das kann doch jetzt kein Zufall sein‘, schoss es mir durch den Kopf. Es hatte den Anschein, dass Anton genau wusste, dass Felix‘ Bett nicht der eigentliche Platz für den Frosch war. Felix schenkte Anton daraufhin Annikas Frosch, - aber leider hat er seine Welpenzeit nicht überlebt.
Anton ist ein ausgesprochener ruhiger, ausgeglichener Hund. Der perfekte Ausgleich zu mir. Manchmal machte ich mir schon Sorgen, ob er überhaupt bellen könnte. Aber auch da wurde ich eines Besseren belehrt.
An einem Samstag saugte ich mal wieder die Böden im Erdgeschoss. Anton saß auf einem der beiden Teppiche und starrte auf das Regalbord, wo Annikas und Michas Portraitfotos standen. Obwohl ich ihm mit dem Sauger extrem nahe kam, nahm er nicht Reißaus. Ich fand es

ein bisschen komisch, wie er da unentwegt zu den Fotos schaute, setzte meine Hausarbeit aber weiter fort. Mit einem Mal begann er wild zu bellen und starrte immer noch zu den beiden Bildern hinüber. Bestimmt zwei Minuten dauerte dieses Spektakel.
Was immer er dort wahrgenommen hatte, mir blieb es verborgen. Es war eine einmalige Aktion und ist seitdem nicht wieder vorgekommen.

Es war eine der besten Entscheidungen, Anton zu uns zu holen. Die Zeit mit ihm empfand ich wie eine Therapie. Wenn ich mit ihm durch die Wälder ging, konnte ich wunderbar meinen Gefühlen freien Lauf lassen. Eine ganze Weile begleiteten uns - immer auf demselben Wegabschnitt - zwei Schmetterlinge. Ein Zitronenfalter und ein Kleiner Fuchs. Ich konnte sie als Zeichen von Micha und Anni annehmen.
Sobald ich einen dieser Falter sah, musste ich unweigerlich an das Buch von Elisabeth Kübler-Ross denken, die darin die Verwandlung der Raupe zum Schmetterling mit dem Leben und Sterben des Menschen verglich.
Ich war fasziniert von den kleinen Tieren, so dass ich mich ein wenig intensiver mit ihnen befasste. So fand ich heraus, dass es einige Mythen über diese anmutigen Tierchen gab, die mich sogar in meinem Gefühl bestätigten:
Die Griechische und Römische Mythologie sieht den Schmetterling als Symbol für die Wiedergeburt und die Unsterblichkeit der Seele - oder auch als die Seele als solche an. Deshalb wird das schöne, sanfte Mädchen Psyche auch oft mit Schmetterlingsflügeln dargestellt oder hält einen Schmetterling auf der offenen Hand.
Darauf bezieht sich wohl auch der russische Volksglaube

und der der Mayas, in Schmetterlingen lebten die Seelen Verstorbener. Das russische Wort für Schmetterling, бабочка (bábotschka) bedeutet übersetzt Oma. Bei uns wird er auf Grabsteinen als Symbol der Unsterblichkeit abgebildet.
(Quelle: http://www.vollmer-mythologie.de/psyche/)

Die Botschaft des Schmetterlings

Wehr dich nicht gegen Veränderungen in deinem Leben, denn sie sind niemals sinnlos, sondern Gesetz. Halte nicht an alten Gedanken und Gewohnheiten fest, indem du dich wegen deinen Ängsten vor Veränderung in eine Festung verschließt. Die Mauern um dich herum werden dich nicht schützen, sondern ausbremsen. Brüte nicht über das, was nicht zu ändern ist. Das, was geschehen ist, ist nicht rückgängig zu machen - und nun lasse deinen Schmerz und dein Unverständnis los und lasse nicht zu, an diesen Erinnerungen wie eine Marionette an ihren Fäden zu hängen. Befreie dich von diesen Fäden und stehe auf festem Boden. Auch andere Wege sind begehbar, aber gehe sie selbst und lasse dich nicht anschubsen. Dir fehlt es noch an Mut, der Welt die Stirn zu bieten und du musst dich fragen, an welcher Station deines Lebens du nun stehst.
Bist du das Ei, welches nur ein Gedanke ist?
Bist du die Larve, die nun eine Entscheidung treffen muss?
Bist du der Kokon, in dem du etwas veränderst, oder bist du die Vollendung, in der du alles erreicht hast, was dir als Ziel vor deinen Augen flatterte? Bist du an einer Entwicklungsstufe hängen geblieben, oder bereits kurz vor der Vollendung?
Habe Mut und Vertrauen. Räume in deinem Herzen auf,

und der Weg sei dir geebnet, - du musst dann nur noch deine Flügel kräftigen.

(Quelle:http://home.arcor.de/dragan.terfoorth/spirit/kraft-tiere/Tiere/norden/schmetter.htm)

Einladung ins Klassenzimmer

Reine Seelen

Manche Seelen sind zu rein,
um lange auf der Welt zu bleiben,
für uns're Augen war'n sie klein,
doch wenn wir sie uns reiben,
dann seh'n wir tief in unser'm Sein,
wie groß sie ihre Ewigkeit
in uns're Herzen schreiben.

~ aus „Schmetterlingspoesie – Band 2" ~

Mit Annikas Klassenlehrerin telefonierte ich in unregelmäßigen Abständen. So erfuhr ich auch davon, dass die Klasse an einer großen Fotocollage bastelte, um Annika auch im Klassenzimmer ein Denkmal zu setzen.
Ich war sehr gerührt, als sie mir erzählte, was die Kinder sich für Gedanken machten. Sie entwarfen ein Bild vom Reschensee. Das gesamte Dorf Graun und ein Großteil des Dorfes Reschen wurden damals in den Fluten des Stausees versenkt. Im Gegensatz zu den übrigen Häusern wurde die Kirche nicht abgerissen, und so ragt auch heute noch der Kirchturm aus dem Wasser heraus. Der See war umgeben von Bergen und ich fand die Idee schön, dass die Kinder sich ein solches Bild ausgesucht haben, weil Annika ja auch in den Bergen in die andere Welt gegangen war.
Auf dem Bild wurde Annikas Foto zentral in die Mitte

geklebt - und die Fotos der Klassenkameraden sternförmig außen herum. Ich wurde in die Klasse zu einem Frühstück eingeladen, wo ich das fertige Kunstwerk bestaunen durfte. Über Annikas SchülerVZ-Seite schrieb ich einem ihrer Klassenkameraden, der die Idee zu diesem Bild hatte, und bedankte mich bei ihm dafür. Er schrieb mir einen wundervollen Brief zurück:

„ ... Mit oder ohne die große Collage, wie könnten wir Annika denn je aus den Augen verlieren? NIE. Ein Bild ist und bleibt ein Bild und Annika war und IST ein wichtiger Teil von uns allen. Und ich glaube, Traurigkeit um einen geliebten Menschen ist letztlich Trauer, zeitweilig getrennt zu sein. Im Deutschunterricht lesen wir gerade ‚Der Schimmelreiter' von Theodor Storm und auf einer Stelle im Text ist mein Blick beim Lesen immer wieder hängen geblieben:
„Sie ist nun beim lieben Gott“, sagte er.
„Beim lieben Gott?“, wiederholte das Kind und schwieg eine Weile, als müsste sie darüber nachsinnen:
„Ist das gut beim lieben Gott?“
„Ja, das ist das Beste“, versprach er.

Wie einfach diese Vorstellung für kleine Kinder ist, aber wie zufriedenstellend sie für den Moment ist. Sie erklärt, dass sich etwas ändern wird und verspricht, dass es dem geliebten Menschen gut geht. Warum können wir diese Antwort nicht auch akzeptieren? Weil es uns schwer fällt und außerdem Fragen offen lässt. Fragen, die wichtig sind, während sie dennoch niemand beantworten kann. Ich habe aufgehört, mir diese Fragen zu stellen, denn sie nicht beantworten zu können, macht traurig. Es scheint

Wissen zu geben, das nicht für Menschen bestimmt ist - und diese Antworten gehören irgendwie dazu.
Bei uns in der Schule geht es so normal zu, wie normal das für uns überhaupt möglich ist. Einerseits fehlt Annika zwischen uns ... andererseits ist sie doch immer bei uns ... und das ist ein gutes Gefühl ... .“

Ich sagte zu, an einem Vormittag zum Frühstücken in die Klasse zu kommen. Ich packte Kaffee, Brötchen und Aufschnitt in meinen Korb und fuhr zur Schule. Das erste Mal, dass ich nach dem Unfall das Gebäude betrat.
Die große Pause hatte gerade begonnen und überall sah ich fröhliche Kinder herumflitzen, die die Pause zum Austoben nutzten. Immer wieder suchte ich Annikas Gesicht in dem Getümmel. Es tat sehr weh, zu wissen, dass ich sie hier nicht mehr finden würde.
Ich klopfte an die Klassentüre und die Lehrerin öffnete mir. Sie begrüßte mich mit ihrer herzlichen und mitfühlenden Art und ich konnte ganz offen mit ihr reden.
Nachdem die Pause vorbei war, füllte sich die Klasse mit den Klassenkameraden meiner Tochter. Nach unserem gemeinsamen Frühstück bildeten wir einen Stuhlkreis.
Ich hatte eine kleine Geschichte im Gepäck, die mir selber sehr viel Trost gegeben hatte. Diesen Text wollte ich gerne mit den Kindern teilen:

„Die alte Seele
(aus dem Roman „Du fehlst mir, du fehlst mir“ von Peter Pohl)

Es war einmal eine sehr, sehr alte Seele, die sehr, sehr viele Menschenleben auf der Erde gelebt hatte und deren

Dasein als Seele jetzt ebenfalls fast zu Ende war, ja, bald würde sie mit der EWIGKEIT verschmelzen und ein Teil davon werden.

Im Augenblick saß die alte Seele in der Leere zwischen ihrem letzten Menschenleben und ihrer künftigen VERSCHMELZUNG und fühlte sich ein wenig einsam. Ihre besten Freunde waren auf und davon, die alte Seele konnte sie unten auf der Erde sehen, wie jede von ihnen einen Menschen mit Eifer, Neugier und Staunen und den verschiedensten Gedanken erfüllte.

„Ich will dorthin", sagte die alte Seele. „Ich habe immer noch eine ordentliche Portion Freude übrig. Ich will dorthin und sie ihnen schenken."

„Aber die Zeit, die dir vor der VERSCHMELZUNG bleibt, ist so kurz", warnte der WÄCHTER. „Natürlich kannst du ihnen Freude schenken, aber wenn du nur so kurze Zeit bei ihnen bleibst, schenkst zu ihnen zugleich eine große Trauer, wenn du sie verlässt."
„Ich weiß, sagte die alte Seele. „Aber ich will es trotzdem. Ich will ihnen so viel Freude schenken, dass sie ihnen danach über die Trauer hinweghilft."
„Dann soll es so sein, wie du es willst", sagte der WÄCHTER und schickte die sehr, sehr alte Seele los.

Daraufhin bekamen ein Mann und eine Frau auf der Erde ein Kind, das sie sich schon lange gewünscht hatten. Es war ein allerliebstes Kind, das ihnen vom Tag seiner Geburt an Freude bereitete, jene ungetrübte Freude, die die Menschen empfinden, wenn ihre Seelen einander begegnen und sich voller Entzücken aus der EWIGKEIT wiedererkennen.

„Aber bleibt dir nicht nur sehr wenig Zeit?" flüsterte die Seele der Mutter der alten Seele in dem kleinen Mädchen zu.

„Die Zeit ist kurz, aber die Freude ist groß", antwortete die sehr alte Seele.

Und obwohl die Mutter dieses Gespräch nicht hörte, weckte das Geflüster eine ahnungsvolle Unruhe in ihr, einen Hauch des Wissens, dass wir nichts auf Erden besitzen, einer den anderen nicht und nicht einmal uns selbst. Alles wird uns schließlich genommen werden, alles, was wir mit uns tragen, alle Lieben um uns herum, schließlich auch unser Leben und unser Körper.
Aber das Mädchen wuchs heran, und die Freude, die es verbreitete, war so groß, dass die Mutter diese Gedanken vergaß. Und der Vater freute sich ebenfalls. Ja, die sehr alte Seele durfte ihre letzte Zeit genauso verbringen, wie sie es sich gewünscht hatte.

Aber die Zeit war kurz, auch nach menschlichem Maß war sie kurz, und der Augenblick kam, da die Verschmelzung stattfinden würde. Die sehr, sehr alte Seele erhielt den Ruf, dass sie sich unverzüglich zur Zeremonie einfinden solle, und musste gehorchen.

Für die Menschen sah es so aus, als hätte ein plötzlicher Tod das Mädchen ereilt. Ihre Trauer war maßlos, genau wie der WÄCHTER es vorhergesagt hatte. Aber da alle

Erinnerungen an ihr Kind nur Freude und nichts als Freude waren, konnten sie ihre Trauer ertragen, genau wie die sehr alte Seele es vorhergesagt hatte.

Und wo man früher die sehr, sehr alten Seelen ihr letztes Häppchen Zeit einfach in der Leere hatte absitzen lassen, bürgerte sich von nun an in der EWIGKEIT die Sitte ein, dass die alten Seelen zu Menschen, die sie brauchten, geschickt wurden, um ihnen ihre letzte große Freude zu schenken. Die Freude gibt den Menschen die Kraft, die anschließende Trauer, die unausweichliche Trauer zu ertragen und allmählich in etwas Gutes zu verwandeln.“

Nachdem ich diese Geschichte vorgelesen hatte, war es sehr still im Klassenzimmer. Ich war nicht die Einzige, die Tränen in den Augen hatte.
Irgendwann unterbrach ich die Stille und fing an zu erzählen. Wie es Felix und mir mittlerweile ging, und wie wir versuchten unser Schicksal anzunehmen. Ich erzählte von unserem Anton und auch davon, dass Annika kurz vor dem Unfall von ihrem Tod gesprochen hatte. Die Kinder hörten mit großen Augen zu. Ich ermunterte die Kinder, mir Fragen zu stellen. Zuerst war es ganz still. Bis Annikas Freundinnen, mit denen ich im Kontakt stand, anfingen. Sie wollten wissen, wie ich den Unfall erlebt hatte, an welchen Verletzungen Annika letztendlich gestorben war - und vieles mehr. Die Zeit ging im Nu vorbei und ich hatte das Gefühl, dass die Kinder in diesen zwei Stunden sehr viel gelernt haben, was nicht im Lehrplan unseres Schulsystems stand.

Borussia Mönchengladbach vs. Schalke 04

Was mir noch geblieben

Und auch wenn es mir die Seel zerreißt,
ich will wissen, was es heißt,
zu lieben,
was mir noch geblieben

~ aus „Schmetterlingspoesie – Band 2" ~

Mit unseren lieben Nachbarn wollten wir am 10. Mai 2009 nach Mönchengladbach ins Fußballstadion fahren. Die bisherige Spielbilanz sah für Gladbach alles andere als rosig aus. In der Saison 2008/2009 konnten sie bis zu dem Spieltag erst sechs Siege einfahren.
Felix und ich machten uns mit den beiden auf den Weg. Wir fuhren mit dem Zug. Michael hatten wir ganz fest in unseren Gedanken dabei. Ein bisschen taten wir es auch ihm zu Ehren.
Felix freute sich aufs Stadion, vor allem auf die leckere Pizza. Mein Nachbar, dessen Herz für die Schalker Spieler schlug, machte seine Späße mit ihm: „Ich gönn dir ein schönes Stück Pizza. Wenn schon heute kein Sieg für eure Jungs drin ist, sollst du ja wenigstens die eine Freude haben." Wir lachten, und die Stimmung war ausgelassen und fröhlich.
Wir nahmen unsere Sitzplätze ein. Unsere Plätze befanden sich in einem gemischten Block, wo Schalke- und Gladbachfans friedlich nebeneinander saßen. Ich wusste, dass

Ulf auch mit einem Freund im Stadion war. Nachdem er mir eine SMS geschickt hatte, hielt ich Ausschau, ob ich ihn entdecken konnte, aber es waren zu viele Menschen im ausverkauften Nordpark.
Für die Gladbacher ging es um den Verbleib in der 1. Liga. Heute musste ein Sieg her, aber das Spiel ging schleppend los. Die Borussen hatten sich lange Zeit nur mühsam, fast zaghaft nach vorn getastet, ohne Schwung und ohne Mut. Eine Gruppe Gladbacher Anhänger rief sogar „Aufwachen, aufwachen!“
In der 22. Minute die erste aufregende Szene der ersten Hälfte. Der Schiedsrichter entschied auf Strafstoß für Gladbach. Mein Herz klopfte und während ich Marko Marin anfeuerte, musste ich mit ansehen, wie Manuel Neuer den schwachen, unplatzierten Schuss hielt. Es stand weiter 0:0. Die Fans waren jetzt wachgerüttelt. Ich auch.

Plötzlich hatte ich das Gefühl, dass Micha da war. Er sagte mir, dass Gladbach die Partie mit 1:0 gewinnen würde. Das Tor würde in der 90. Minute fallen, sagte er, und ich könnte mich jetzt entspannen.
Es war so klar, was er mir da übermittelte, so dass ich es laut aussprach.
Ungläubig schaute mich mein Nachbar Rüdiger an. Hinter mir saßen drei Gladbachfans im Alter zwischen 30 und 40 Jahren. Sie regten sich fürchterlich auf, weil die Gladbacher nicht gerade das Bild abgaben, sich geschlossen gegen den Abstieg zu stemmen. Ich beruhigte sie und sagte ihnen, dass wir einen Sieg einfahren würden. Aber erst zum Ende des Spiels.
Ich war wirklich entspannt und glaubte fest daran, was ich ausgesprochen hatte. Ich schaute auf die Stadionuhr.

62. Minute. Marin rannte sich immer wieder fest und lag häufig am Boden, der Trainer brachte Oliver Neuville, fast hätte Kuranyi für Schalke einen Treffer gelandet, aber der Verteidiger Dante köpfte den Ball in letzter Minute vor der Linie weg.
Während die Gladbacher immer hektischer wurden, wurde ich mit jeder Minute nervöser und fing an zu zweifeln, ob ich mich mit meinem 1:0 nicht zu weit aus dem Fenster gelehnt hätte. Ich schaute immer wieder zur Stadionuhr. Dann endlich, wie in Zeitlupe, wechselte die Anzeige von der 89. auf die 90. Minute. Ich stand auf - und das Unfassbare, das Unglaubliche passierte. Als es fast schon zu spät war, nutzte Colautti einen Pass von Neuville und schoss das 1:0 in der 90. Minute. TOOOOOOOOOR!!!

Ich bin vollkommen ausgeflippt. Ich jubelte und umarmte Felix freudestrahlend. Ich schrie nur noch: „Ich hab es doch gesagt! Ich wusste es doch!“ Ich drehte mich zu den drei Gladbachfans um und wir klatschten uns ab. Es war so unwirklich, so toll. Die Fußballatmosphäre im Borussia-Park hätte in dem Moment nicht ausgelassener sein können. Mit diesem so wichtigen Sieg fuhren wir beschwingt nach Hause und ich konnte mir die eine oder andere Stichelei gegenüber meinem Nachbarn nun auch nicht verkneifen.

Aufgeregt schrieb ich Ulf eine SMS, dass Micha mir den Sieg und die Minute vorausgesagt hatte. Abends telefonierten wir noch, aber ich war immer noch so geflasht von diesem Erlebnis, dass ich fast kein vernünftiges Wort herausbrachte.

Besuch von Ulf

Heiliger Geist

Es gibt vom Menschen viele Arten,
manche rennen, manche warten,
doch alle sind von einem Geist,
der still durch alle Welten reist.

~ aus „Schmetterlingspoesie – Band 1“ ~

„@Ulf

Lieber Ulf,
danke für das Telefonat gestern. Es tut immer gut mit dir zu reden. Du bist ein toller Mensch und ich bin dankbar, dass ich mit dir befreundet bin.
Ganz liebe Grüße aus Haltern
Claudia“

„@Claudia

Hallo Claudi,
ich bin nur dein Spiegelbild. Du bist genauso der tolle Mensch, dem du hier begegnet bist. Du hast schon eine recht große Strahlkraft. Es gibt natürlich immer Menschen, die darauf nicht anspringen, aber das liegt wohl daran, dass sie ihre eigene positive Kraft noch nicht gefunden haben. Vielleicht haben sie sie ja noch nicht mal gesucht – wer weiß?

Ist nur so ein Gefühl von mir, aber ich glaube an euch beide – den Felix und dich, ihr seid schon auf dem richtigen Weg.
Ich freue mich, Micha und Annika gekannt zu haben und euch auch noch ein wenig begleiten zu können.
Der Ulf"

„@Ulf

Hallo Du Lieber!!
Gladbach hat gestern wieder gewonnen!! Mal wieder in der letzten Minute. Ist doch irre!
Hoffe dir geht's gut, ich hab gestern mein Glas-Terrassen-Dach bekommen. Einfach klasse. Musst du dir mal irgendwann anschauen! Schreib mir mal, wann du Lust und Zeit hast zum Grillen vorbeizuschauen.
Ganz liebe Grüße
Claudi"

„@Claudia

jau, die Gladbacher - ich habe in der 80.en Minute bei meinem Arbeitskollegen angerufen, der mit mir am Sonntag im Stadion war. Da ich wusste, dass er Premiere schaut und kurz vorher in den Videotext nach dem Spielstand geschaut hatte, wollte ich von ihm wissen, ob es denn nicht diesmal etwas früher einen Führungstreffer geben kann. Er hat scherzhafterweise verneint und hat mich dann in der 92. Minute zurückgerufen um mir zu sagen, dass es 1:0 für Gladbach steht. Echt unfassbar schön. Jetzt stehen die Chancen auf den Klassenerhalt gut ...
Dein Glasdach schau' ich mir gerne an - wann soll ich

kommen?
ich drück dich ... Ulf"

Ich freute mich auf einen gemütlichen Nachmittag mit Felix und Ulf. Während die zwei im Garten miteinander American Football spielten, kümmerte ich mich um das Essen.
Es war immer wieder schön, mit Ulf zusammen zu sein. Ich fühlte mich in seiner Gegenwart sehr wohl - und mit keinem anderen Menschen konnte ich so tiefe Gespräche führen.
Ich hatte jedes Mal das Gefühl, durch unseren Austausch immer tiefer zu mir selber zu finden.
Wir philosophierten über Gott und die Welt. Immer wieder fanden wir in unseren Gesprächen Gemeinsamkeiten.
Wir spürten beide eine freundschaftliche Zuneigung.
Für Felix war es an dem Tag die zweite Begegnung mit Ulf. Die zwei verstanden sich prächtig, und ein bisschen fühlte sich der Tag nach ‚We are family' an.

Abends brachte ich Felix ins Bett und setzte mich auf seine Bettkante. „Als ich heute mit Ulf im Garten gespielt habe, war das fast ein bisschen wie mit Papi", sagte Felix, als er den Nachmittag noch mal Revue passieren ließ. „Mama, wäre das nicht ein Mann für dich?"
Ich fand es wunderschön, dass Felix diesen Nachmittag so sehr genossen hatte und dass er sich wohlfühlte. Aber als Mann an meiner Seite sah ich Ulf nun wirklich nicht. Und so sah ich meinen Sohn erstaunt an, streichelte ihm den langen Pony aus der Stirn und sagte: „Nein, Felix, das kann ich mir überhaupt nicht vorstellen. Ulf ist ein ganz lieber Freund, aber als Mann – nein – dazu ist er über-

haupt nicht mein Typ."
„Schade ...", antwortete er ein klein wenig enttäuscht.
Als ich abends ins Bett ging, musste ich immer wieder an Felix' Worte denken. Wie kam er darauf, in Ulf meinen neuen Partner zu sehen? Rein optisch war er das komplette Gegenteil von Michael. Er war recht kräftig gebaut, hatte eine Glatze und ein Tattoo. Alles Punkte, die für mich bei meinem Traummann gar nicht in Frage kamen.
Mit diesen Gedanken schlief ich ein. Am nächsten Morgen schrieb ich Ulf eine SMS und erzählte ihm von Felix' Äußerung - und dass er ihm damit ein riesiges Kompliment gemacht hatte.
Für Felix war das Thema erledigt, aber in mir fing es jetzt an zu arbeiten. Wie kam mein Sohn nur auf diesen Gedanken? Und was empfand ich in Wirklichkeit für Ulf? Auf diese Frage sollte ich erst später eine eindeutige Antwort bekommen.

Ich genoss die Spaziergänge mit Anton. Mittlerweile war er körperlich schon so fit, dass unsere Runden immer größer wurden. In der Natur fühlte ich mich Micha und Anni besonders nah. Es war, als würden wir zu dritt durch die Felder und Wälder laufen.

Wir wohnten direkt am Rande des Naturparks Hohe Mark. Es war mir vorher gar nicht bewusst gewesen, was für ein Paradies direkt vor unserer Haustür lag. Eine vielfältige Mischung aus Wiesen, Weiden, Äckern und Wäldern mit gut ausgebauten Wanderwegen und kleinen, grasbewachsenen Pättchen sorgten bei unseren Spaziergängen immer für Abwechslung.
Oft hielt ich einfach inne, lehnte mich an ein Gatter oder

setzte mich auf eine Bank - und schaute einfach in den Himmel. Es war sehr entspannend und tröstlich, den Wolken zuzusehen, wie sie sich veränderten und welche Formen sie annahmen.
Ich nahm bewusst die Geräusche der Natur wahr. Spürte die Sonne auf meiner Haut und den Wind, der mich sanft berührte.
Ich empfand in diesen Momenten Freude und Trauer zugleich - und bekam eine leise Ahnung davon, dass ich mit allem, was ist und was war stets verbunden bleibe.

Es war für mich kein Wunder, dass genau diese Zeilen am nächsten Tag zu mir fanden:

Irgendwann
Wenn ich eines Tages gehen muss,
tue ich das nicht wirklich
du kannst mich dann nur nicht mehr sehen,
nicht mehr berühren.
Aber ich werd immer da sein, egal wo du bist.
Werd der Wind sein, der zärtlich durch dein Haar streicht,
der Regen, der sanft deine Haut berührt
der Regenbogen am Horizont, der dir die schönsten Farben schenkt
die Sonne, die dich wärmt und mit dir lacht
der Duft von Sommer, den du einatmest
die Erde auf der du gehst
die Nacht, in der ich für dich die Sterne erstrahlen lasse
der Tag, der dir tausend Überraschungen bringt
die Hoffnung, die dich trägt, wenn du traurig bist
dieses Gefühl was in dir ist,

wenn du glücklich bist.
Du kannst mit mir reden, ich werd dich immer hören
oder einfach weinen,
dann nehm ich dich in meinen Arm
und du wirst dich frei fühlen.
Ich werd über deinen Schlaf wachen
und dir wundervolle Träume schenken.
Du brauchst keine Angst haben,
wenn du daran glaubst
du bist niemals allein,
weil ich immer da sein werde,
wenn du an mich denkst
so wie ich an dich.
Ich liebe dich.

(Johannes Lindner)

Alles verändert sich - nichts bleibt bestehen

Spüren

Wohin du mich führst,
warum du mich so sehr berührst,
muss ich nicht wissen,
weil ich weiß, dass du dasselbe spürst,
das Kribbeln und das Sehnen,
das Träumen, das Vermissen.

~ aus „Schmetterlingspoesie – Band 1“ ~

Ehe ich mich versah, lag ein halbes Jahr seit dem Unfall hinter uns. Jeder der dachte, dass die Welt stehen bleiben muss nach so einem Unglück, der wurde eines Besseren belehrt. Die Welt drehte sich weiter, alles veränderte sich - nichts blieb bestehen. Das einzig Beständige war die stetige Veränderung.
Und auch mein Leben ging einfach weiter. Jeden Morgen wachte ich auf, atmete und lebte.

Äußerlich war alles fast wie immer. Ich ging zur Arbeit, kümmerte mich um Haushalt und Garten, verbrachte Zeit mit meinem Sohn und meinen Freunden.
Aber etwas war ganz entschieden anders geworden. Ich sah die Welt plötzlich mit anderen Augen.
Was jahrelang für mich vollkommen in Ordnung gewesen war, fühlte sich mit einem Mal nicht mehr gut an. Was früher wichtig war, hatte jetzt einen viel niedrigeren

Stellenwert. Ich hatte das Gefühl, dass sich meine ganzen Werte verschoben hatten.

Da waren plötzlich tausend Fragen in meinem Kopf:

- Was ist überhaupt wichtig in meinem Leben?
- Bin ich nur hier, um die Erwartungen meiner Mitmenschen zu erfüllen?
- Was hat mein Leben für einen Sinn?
- Gibt es Zufälle, oder geschieht alles nach einem höheren Plan?
- Gibt es ein Leben nach dem Tod?
- Können meine Gedanken wirklich meine Realität verändern?
- Wer schickte mir die ganzen kleinen Wunder?
- Wieso lebte ich einfach weiter?

Ich las viele Bücher in dieser Zeit und entschied immer nach meinem Gefühl, ob ich das Gelesene annehmen konnte oder nicht. Oft erkannte ich beim Lesen, dort in den geschriebenen Zeilen, meine eigene Wahrheit. Mehr als einmal dachte ich: „Dort steht genau das geschrieben, was ich fühle, was ich aber so nicht in Worte fassen kann."
Manchmal war es mir fast unheimlich, wie die passenden Texte oder Bücher immer öfter genau im richtigen Moment ihren Weg zu mir fanden.
Besonders beeindruckend fand ich das Resonanzgesetz – das Gesetz der Anziehung. Das, was ich aussende, kehrt zu mir zurück. War es für mich nur möglich, mit meinem Verlust klar zu kommen, weil ich ihn annehmen konnte und offen für die Veränderungen in meinem Leben war? Weil ich immer versuchte, in allem auch stets etwas Posi-

tives zu finden?
War mein Leben tatsächlich nichts weiter als ein Spiegelbild meiner Gefühle?

Ich fand Antworten unter anderem in diesem Text:

Resonanzgesetz oder Gesetz der Anziehung

Unser Leben hier auf Erden unterliegt vielen „natürlichen" Gesetzen - manchen sind wir uns bewusst, anderen nicht.

Das „Gesetz der Schwerkraft" z.B. ist uns bewusst (darum „wissen" wir). Es bewirkt, dass ein Apfel vom Baum nach UNTEN fällt und nicht nach OBEN.
Das ist „Fakt", auch wenn wir daran zweifeln würden.

Ein weiteres „natürliches" Gesetz ist das universelle „Gesetz der Anziehung - Gleiches zieht Gleiches an" (Resonanzgesetz).
Es ist aber leider nicht allen Menschen „bewusst".
Es bewirkt, dass Du das „anziehst" und „erschaffst", was Du denkst und fühlst. Auch das ist „Fakt", egal, ob Du daran zweifelst oder daran glaubst.

Zu den „Gläubigen" und „Anwendern" des Resonanzgesetzes zählten auf alle Fälle Leonardo da Vinci und Albert Einstein, was auf Dokumenten beweisbar ist.
„Beweise" für die Wirkung des Resonanzgesetzes kannst Du aber auch selbst sammeln.
Beobachte Deine Gedanken und Gefühle und schau, was Dir das Leben bringt.

* Wenn Du einen Menschen anlächelst, wirst Du ebenfalls ein Lächeln erhalten.
* Wenn Du aus reinem Herzen und ohne Eigennutz gibst, wirst auch Du beschenkt werden.
* Wenn Du in Freude lebst, bekommst Du noch mehr, was Dir Freude bereitet.
* Wenn Du glaubst, nie genug Geld zu haben, wirst Du nie genug Geld haben.
* Wenn Du Dich beklagst, dass Du einsam bist, wirst Du einsam sein und bleiben.
* Wenn Du Dich ärgerst, bekommst Du noch mehr, worüber Du Dich ärgern kannst.

Wie Du siehst, ist Dein Leben ein Spiegelbild Deiner Gedanken und Gefühle.

Nutze also die Energien Deiner Gedanken und Gefühle, um Dein Leben so zu erschaffen, wie Du es haben möchtest.

* Gib nicht anderen die Schuld an Deinen Miseren, sondern übernimm die volle Verantwortung für Dein Dasein.
* Beschäftige Dich nicht mit unliebsamen Dingen, sondern konzentriere Dich auf Dinge, die Dir Freude machen.
* Höre auf, an Dinge zu denken, die Du NICHT hast oder nicht willst, sondern denke an die schönen Dinge, die Du hast oder wünschst.
* Kämpfe nicht gegen die Dinge an, die Du verabscheust, sondern nimm die Dinge, wie sie sind und mache etwas Schönes daraus.

Mutter Theresa hat mal gesagt: „Ladet mich nicht zu einer Anti-Kriegs-Demo ein, sondern zu einer Friedens-Demo.“
Dies ist ein wunderbares Beispiel für das Gesetz der Anziehung, denn eine Anti-Kriegs-Demo hat den Fokus und somit die Energie auf Krieg.
Eine Friedens-Demo dagegen beschäftigt sich eindeutig mit dem Frieden.
Beide Demos haben „anscheinend“ das gleiche Ziel, aber wenn man sich in die Energien begibt, spürt man sehr schnell, warum Mutter Theresa auf gar keinen Fall zu einer Anti-Kriegs-Demo gegangen wäre.
Ich denke, sie wusste um das Resonanzgesetz - es spiegelt sich in ihrem ganzen Leben.

Sobald wir die volle Verantwortung für unser Leben übernehmen und weder anderen Menschen noch widrigen Umständen die Schuld für alles geben, was uns widerfährt - genau dann sind wir bereit, das Gesetz der Anziehung bewusst und gezielt für unser Wunschleben einzusetzen.

ALLES, was Du
klar visualisieren kannst,
leidenschaftlich fühlst,
aufrichtig glaubst und
begeistert tust,
wird in Deinem Leben garantiert
manifestiert werden!
(Quelle: http://resonanz-gesetz.eddanima.net)

Ich wollte die Veränderungen annehmen, die unweigerlich auf mich zukamen.

Annehmen bedeutet nicht, dass ich gutheiße, was passiert ist. Es ist eher die Einsicht, dass ich das Geschehene nicht ändern kann.
Annehmen bedeutet nicht, dass es nicht fürchterlich weh tut. Es ist eher die Bereitschaft, den Schmerz auszuhalten.
Annehmen bedeutet Vertrauen zu haben, dass nichts ohne Sinn geschieht, auch wenn ich ihn momentan nicht erkennen konnte.

Ich begriff schmerzlich, dass ich nichts festhalten konnte und dass ich nur eine Wahl hatte:
Die Entscheidung zu treffen, WIE ich mit meinem Schicksal umgehen wollte.
Es half mir sehr, dass ich seit jeher ein positiv denkender Mensch war - und daher entschied ich mich auch ganz bewusst, wieder glückliche Momente in mein Leben zu lassen. Ja, ich durfte mich dafür entscheiden, denn nur ICH allein trug für mein Leben die Verantwortung.

Es gab immer wieder auch dunkle Tage in meinem Leben. Aber ich kämpfte nicht mehr dagegen an. Ich ließ sie kommen, sie durften da sein - und sie erinnerten mich daran, dass hell und dunkel zu meinem Leben gehörten - wie der Tag und die Nacht. Mein größter Schatz war mein innerer Frieden geworden. Und der konnte nicht bei mir sein, wenn ich noch bereit war zu kämpfen. Aufhören zu kämpfen bedeutete für mich: Ich war bereit ALLES zu fühlen. Es hieß nicht zu resignieren.
Ich wollte mein Leben nicht länger damit verbringen, nur die Erwartungen anderer Menschen zu erfüllen und damit gegen meine eigene Wahrheit zu leben, um am Ende meines Lebens festzustellen, gar nicht MEIN eigenes Leben

gelebt zu haben.
Authentizität war für mich genauso wichtig geworden wie die tiefen, ehrlichen Begegnungen mit anderen Menschen.
Ich wusste, dass mein Verlust auch die Chance barg, mein Leben positiv zu verändern.
Das Band der Liebe, durch das ich mich auch weiterhin mit Micha und Anni verbunden fühlte, half mir auch bei der Sinnsuche meines Lebens. Diese spürbare Nähe war ein ganz wichtiger Aspekt meiner Trauerbewältigung.

Michas Geburtstag

Nebenan

Ich war nicht lange hier auf Erden
und musste dir ein Engel werden,
für dich und alle viel zu früh,
- und wär doch gerne noch geblieben.

Doch ich bin nie fortgezogen,
bin nur nach nebenan geflogen,
wo ich jeden Tag erblüh,
für alle, die mich brauchen,
für alle, die mich lieben.

~ aus „Schmetterlingspoesie – Band 1" ~

„@Ulf
Betr.: Tolles Pfingstwochenende mit den Messdienern auf Wangerooge verbracht

Hallo Ulf!
Bin wieder da und habe eine wirklich tolle Pfingstfreizeit mit den Kids und Markus verlebt! Erkenntnisse des Wochenendes:
1.) Als Gott die Zeit schuf, hat er von Eile nichts gesagt
2.) Alles hat seine Zeit
Die Stimmung war klasse und auch Markus und ich hatten genügend Zeit für gute Gespräche. Das Wetter tat sein Übriges dazu. Habe manche Kinder mal wirklich von ei-

ner anderen Seite kennengelernt und das hat mich positiv überrascht.
Alles in allem war es einzigartig und toll.
Wäre so gerne noch da, ich liebe wirklich das Meer, die Weite und die Ruhe dort. Drück dich aus der Ferne, noch mit Möwengeschrei im Ohr!!
LG Claudia"

„@Claudia
Schauen wir mal, ob wir nicht eine andere Erkenntnis hinzufügen können.
Gott hat die Zeit nicht erschaffen – das waren die Schweizer ... äh ... quatsch, die Menschen, die Schweizer haben Hustenbonbons erschaffen.
Gott ist grenzenlos, bedingungslos, erwartungslos und auch zeitlos wie die Liebe ...
Na, was sagst du dazu?!
Fühl dich gedrückt, schöne Grüße vom sonnigen Niederrhein...Ulf"

„@Ulf
Moin, moin,
OK, der Spruch mit der Zeit hing dort überall rum. Wahrscheinlich weil die gemütlichen Ostfriesen uns rastlosen Westfalen den Wind aus den Segeln nehmen wollten.
Aber die Erkenntnis, dass alles seine Zeit hat, ist für mich wichtig.
Natürlich hast du mit deiner Ergänzung recht - und schön hast du es ausgedrückt!! Mir wird ganz warm ums Herz!!

Ich wollte zu Michas Geburtstag am 27.06. ein paar Freunde einladen, hast du auch Lust und Zeit zu kommen?
Bis bald
Claudi"

„@Claudia
Hört sich sehr gut an! Lass uns das mal so festhalten, Uhrzeit bequatschen wir dann noch am Telefon, gell!?
Der Ulf"

Am Siebenschläfertag, dem 27. Juni, war Michas 41. Geburtstag. Meine Gedanken kreisten um die Party, die wir vor einem Jahr zu Michas 40. groß gefeiert hatten.
Ulf hatte dort, wie schon zu unserem Polterabend 14 Jahre zuvor, als DJ aufgelegt.
An diesem einen Abend durfte er auch Annika Kennenlernen, die aufgedreht und albern mit ihrer Freundin durch die Menge tobte, den Tanz eröffnete und mit ihrer Ausgelassenheit und Lebensfreude die anderen Partygäste ansteckte.
Ulf sagte mir, wie dankbar er für diese eine Begegnung mit meiner Tochter sei. So konnte er ein kleines bisschen besser verstehen, was für ein Sonnenschein in meinem Leben jetzt fehlte.

Am Abend kamen viele Freunde vorbei, mein Netz, welches mich so gut in der ersten Zeit aufgefangen hatte, ließ mich auch heute nicht alleine. Wir saßen gemütlich bis spät in die Nacht auf meiner Terrasse, tranken das eine oder andere Bierchen und hatten gute Gespräche. Auch

Ulf fühlte sich im Kreis meiner Freunde sichtlich wohl. Meine Freundin Bettina sagte zu mir ein paar Tage später: „Ich bin ja mal gespannt, wie lange du Ulfs strahlenden Augen noch widerstehen kannst.“ ‚Mal langsam‘, ging es mir durch den Kopf, und ich antwortete: „Er ist echt ein toller Freund, aber er ist nun wirklich überhaupt nicht mein Typ.“ Ich wiederholte den Satz, den ich auch schon Felix gegenüber zur Antwort gegeben hatte. Und überhaupt, ich empfand freundschaftliche Gefühle für ihn - und nichts weiter.
Bettina konnte sich ein Grinsen nicht verkneifen. Und ich fragte mich immer öfter, ob sie mehr wusste, als mir selber in dem Moment bewusst war.

Bei jeder E-mail und jedem Telefonat mit Ulf beobachtete ich mich und meine Gefühle ganz genau. Was spielte sich in meinem Inneren ab, wenn wir miteinander sprachen, was empfand ich wirklich?
Ich ging mit Anton spazieren. Es hatte kurz vorher geregnet und die Sonne war im Begriff, durch die Wolkendecke zu brechen.
Ich habe einen besonderen Lieblingsweg im Wald, er führt bergauf, auf der linken Seite fällt das Gelände ab - und der Laubwald ist über und über mit Farn bewachsen. Auf der rechten Seite geht es ziemlich steil nach oben, und ein Kiefernwald erstreckt sich auf der ganzen Seite. Der Waldboden ist bedeckt von Kiefernnadeln, die einen weichen Teppich bilden.
Da es den Vormittag über geregnet hatte und jetzt die Sonne durch den Kiefernwald strahlte, durfte ich Zeuge eines wunderschönen Naturschauspiels werden. Der Boden dampfte im Sonnenlicht, und zwischen den Bäumen

brachen sich die einzelnen sternförmig angeordneten Sonnenstrahlen im Nebel der feinen Wassertröpfchen.
Es ist schwer mit Worten zu beschreiben, was ich in diesem Moment, an diesem Tag, dort empfand. Ich verweilte eine ganze Weile und war dankbar für die herrliche Schöpfung. Ich roch den Duft des feuchten Waldbodens, hörte die Vögel zwitschern und fühlte mich in diesem Moment zutiefst lebendig. Ein wohliges Glücksgefühl legte sich um mich wie ein wärmender Mantel.
Und mit einem Mal vernahm ich ganz deutlich eine Stimme in meinem Ohr: „Du kannst aufhören, dich immer mit den gleichen wiederkehrenden Fragen zu quälen. Vertrau darauf, - du wirst es merken, wenn du mehr als nur Freundschaft für Ulf empfindest."
Ich wusste nicht, wer da mit mir sprach, aber die Worte beruhigten mich - und mit dieser präzisen Aussage gelang es mir, all meine Zweifel und Fragen über Bord zu werfen. Ein Vertrauen stellte sich ein, dass alles zur richtigen Zeit in mein Leben treten würde.
Von nun an wollte ich nur noch auf mein Herz hören.

Ein guter Freund von Micha und mir, mit dem wir auch schon einige Sommerurlaube auf Norderney verbracht hatten, feierte seinen vierzigsten Geburtstag. Er hatte Ulf als DJ engagiert. Ich bot Ulf an, nachdem er am Nachmittag sein Equipment an der Partylocation aufgebaut hatte, bei mir zu duschen und sich frisch zu machen. Dadurch konnte er sich einige Kilometer sparen, denn die Party fand in unserer Nähe statt.
Als Ulf zur vereinbarten Zeit vor der Haustüre stand und ich mich auf den Weg zur Tür machte, war ich neugierig, ob ich bei unserer Begegnung etwas Besonderes spüren

würde. Ich öffnete die Tür und wir begrüßten uns - aber alles war ganz normal - wie immer.

Später fuhren wir gemeinsam zur Party. Es war einer dieser schönen lauen Sommerabende, an denen man stundenlang draußen sitzen konnte. So saß ich mit meinen Freunden auf der Terrasse und wir unterhielten uns intensiv. Einige von den Gästen hatte ich seit unserem Unfall gar nicht mehr gesehen. Natürlich waren auch der Unfall und mein dadurch verändertes Leben Gesprächsthema.
Zu späterer Stunde wurde auch noch ausgiebig zu Ulfs Musik getanzt. Aber eines stand für mich an diesem Abend ganz eindeutig fest. Meine Gefühle für Ulf waren rein freundschaftlicher Natur. Nichts anderes war zu spüren gewesen.

Das U2-Konzert

Neubeginn

Ich dachte, alles war vergebens,
ohne Gnade, ohne Sinn,
doch das Ende meines Lebens
entpuppte sich als Neubeginn.

~ aus „Schmetterlingspoesie – Band 1" ~

„@Claudia

Hallo Claudi!
Bin immer noch total geflasht von den gestrigen Ereignissen rund um den U2-Konzertbesuch in Amsterdam und habe keine Ahnung, wann ich wieder den „Normalzustand" erreiche. So etwas habe ich noch nicht erlebt. Körperlich war ich seit Mitte des Konzerts absolut down - aber das Glücksgefühl über die Begegnung mit der Musik, der Band, den Fans und das Gemeinschaftserlebnis mit meinen Freunden - war so unbeschreiblich schön, dass ich sicher noch eine Weile auf dieser Welle reite ... Ich hoffe das Konzert auf Schalke wird nur annähernd so gut wie Amsterdam, dann werden wir einen genialen Abend haben und ja vielleicht einen Abend, den wir nicht vergessen werden ... bis heute Abend am Telefon ... fühl dich emporgehoben ... Ulf"

„@Ulf

Mein lieber Ulf!
Ich klagte doch gestern über Stress, da hat wirklich jemand genau zugehört. Denn vermutlich durch ein Gewitter gestern ist unsere Telefonleitung in der Firma tot. Herrlich, keine störenden Anrufe, ich konnte ganz gemütlich meine liegengebliebenen Aufträge bearbeiten und wurde nicht gestört. Bist du immer noch geflasht vom Konzert oder lässt es langsam nach. Mensch, du hörtest dich gestern echt total begeistert an. Schön! Ich freu mich schon auf unseren gemeinsamen Konzertbesuch Anfang August! Und auf das versprochene T-Shirt!
Ich wünsch dir noch 'nen schönen Tag, LG Claudia"

„@Claudia

Ich fühle mich immer noch völlig stoned.
Find ich schön, dass du den Sinn für den Telefon-Crash so siehst. hast schon recht ...
bis später ... Ulf"

Am 03. August spielten U2 in Gelsenkirchen ‚Auf Schalke'. Durch Ulfs Tipp war ich noch recht kurzfristig an Konzertkarten gekommen und konnte auch noch eine für meine Freundin ergattern. Ulf versprach mir im Vorfeld, meiner Freundin und mir noch ein cooles Fanshirt zu drucken. Er fragte mich nach meinem Lieblingssong von U2, weil er aus diesem Song eine Textzeile als Print auf das Shirt drucken wollte. Ich entschied mich für das Lied: „Beautiful day".

Einen Tag vor dem Konzert wollte Ulf am Nachmittag vorbei kommen, um mir die U2-Shirts vorbeizubringen. Es war mal wieder ein turbulentes Wochenende. Am Vormittag kam noch eine liebe Freundin zum Frühstücken vorbei. Sie wohnt in Oldenburg, aber an diesem Wochenende war sie zu Besuch bei ihrer Mama in der Nachbarstadt, und so verband sie ihren Besuch mit einem Abstecher zu mir.
Am Nachmittag kam Ulf dann vorbei. Vom Küchenfenster aus sah ich, dass er nicht alleine war. Sein Freund Lutz begleitete ihn, den ich auch schon bei einem gemeinsamen Konzertbesuch im Mai kennengelernt hatte. Ich mochte ihn und war daher über meine Reaktion erstaunt, als ich eine Enttäuschung in mir spürte. Irgendetwas in mir wäre gerne mit Ulf alleine gewesen. Ich ließ dieses Gefühl einfach mal so stehen und schenkte ihm keine nähere Aufmerksamkeit.
Das U2-Shirt, das er für mich dabei hatte, war einfach grandios. Vorne war ein großes U2-Logo der 360°-Tour aufgedruckt - und auf dem Rücken die Textzeile aus einem meiner Lieblingslieder: „It's a beautiful day, don't let it get away". Ich freute mich diebisch darauf, mit diesem Outfit auf das Konzert am nächsten Tag zu gehen.
Es war ein schöner Sommertag und so saßen wir gemeinsam auf meiner Terrasse. Lutz hatte sich ein Buch mitgenommen und genoss es, in unserem Strandkorb im Garten zu sitzen. Schnell war er in die Tiefen seiner Lektüre abgetaucht.
So ging ich mit Ulf und Anton später alleine spazieren. Alles war wie immer, - wir unterhielten uns eine Weile und gingen auch ein Stück des Weges schweigend nebeneinander her. Ich fühlte mich wohl. Irgendwie verband uns

dieses Schweigen miteinander, anstatt uns zu trennen.

Wieder zu Hause angekommen gingen wir zwei in meine Küche, um das Abendessen gemeinsam vorzubereiten. So standen wir nebeneinander an meiner Arbeitsplatte und schnibbelten gemeinsam Tomaten, Paprika & Co. für einen bunten Salat.
Auf einmal bat mich Ulf, das Messer für einen Augenblick aus der Hand zu legen. Er breitete seine Arme aus und lud mich so zu einer Umarmung ein, die ich gerne erwiderte.
Und in dem Moment, als sich seine Arme um mich schlossen und ich mich in seiner Umarmung geborgen fühlte, passierte es.
Ich hatte das Gefühl, meine Beine versagten ihren Dienst und mein Herz fing wie wild an zu rasen. Plötzlich war ich mir meiner Gefühle völlig bewusst und ich hörte erneut die Stimme in mir: „Du wirst es spüren, wenn du mehr für Ulf empfindest." Nur hatte ich nicht gewusst, dass es mir mit so einer Macht den Boden unter den Füßen wegreißen würde. Aber dieser eine Moment, diese Umarmung, war die Antwort.

Nachdem wir uns aus der Umarmung gelöst hatten, war für mich alles anders. Ich hatte das Gefühl, dass die Luft zwischen uns vibrierte - und auch Lutz, so erzählte er es mir später, hatte meine Veränderung bemerkt.

Als ich an diesem Abend ins Bett ging, war ich hellwach. Ich legte das U2-Shirt mit dem Text „It's a beautiful day, don't let it get away" gut sichtbar auf Michas Bett. Und ich machte die ganze Nacht kein Auge zu. Ich war so vol-

ler Energie, da tanzten tausend Schmetterlinge in meinem Bauch. An Schlaf war nicht zu denken.
In den frühen Morgenstunden, als der Wecker mich daran erinnerte, dass ich jetzt aufstehen müsste, schrieb ich Ulf eine kurze SMS:

„@Ulf

Ich freu mich tierisch auf das Konzert heute Abend und bin mir sooooo sicher, dass ich genau den richtigen Text auf meinem T-Shirt habe! LG Claudi“

Der Arbeitstag wollte gar nicht enden und ich konnte es kaum erwarten, mit meiner Freundin gegen 18:00 Uhr nach Gelsenkirchen aufzubrechen.
Als ich vormittags mit Bettina telefonierte, sagte ich nur: „Es ist passiert.“ Obwohl ich nichts näher erklärte, wusste sie sofort, was ich meinte. Uns verband eine so innige Freundschaft, ja ich möchte sagen Seelenverwandtschaft - wir brauchten in manchen Situationen einfach nicht viele Worte. Ihre Antwort darauf lautete nur: „Dann lass die Schmetterlinge mal fliegen.“

Ich war extrem hibbelig und voller Vorfreude auf diesen Konzertabend der Superlative. Als Vorband trat Snow Patrol auf, deren Lieder ich auch sehr mochte und die meine Seele berührten.
Wir parkten in einem nahegelegenen Industriegebiet und nahmen einige Meter Fußweg in Kauf. Was sich nach dem Konzert als sehr günstig erwies, denn auf den Parkplätzen herrschte ein totales Verkehrschaos, wie ich später erfuhr. Riesige Menschenmassen strömten in Richtung Stadion

und immer wieder spürten wir, wie unsere Shirts die Blicke auf sich zogen. Wir hatten Innenraumkarten und wollten uns am Tunnel 1 mit Ulf und seinen Freunden treffen. Obwohl wir keine feste Uhrzeit ausgemacht hatten, waren wir innerhalb von zehn Minuten alle versammelt.

Als wir den Innenraum betraten, stockte mir der Atem beim Anblick der gigantischen Bühnenkonstruktion. So gewaltig, so überdimensional und futuristisch hätte ich mir die 360°-Bühne, die von allen Seiten einsehbar war und mit ihrem krallenartigen Aufbau aussah wie von einem anderen Stern, nicht in meinen kühnsten Träumen vorgestellt. 74.000 Menschen fasste die komplett ausverkaufte Arena und alleine der Anblick ließ mich erschaudern. Ich badete förmlich in der positiven Energie, die von allen Seiten zu uns herüber schwappte.
Meine Freundin Bettina und ihr Mann Jochen waren auch beim Konzert, und wir hielten Ausschau, ob wir sie in den Oberrängen entdecken würden, was uns auch tatsächlich gelang. Ich hüpfte und sprang ausgelassen herum und winkte mit beiden Armen, um so auf mich aufmerksam zu machen. Ulf schaute amüsiert zu mir herüber und meinte grinsend:
„Du bist ja völlig aufgedreht. Ich bin ganz gelassen, da ich ja vor zwei Wochen schon in Amsterdam dabei war. Ich weiß, was gleich auf mich zukommt."
Ich lächelte ihn schelmisch an und sagte: „Und ich wette, das weißt du nicht!"
Ulf, meine Freundin und ich beschlossen, uns ein wenig weiter nach vorne zu kämpfen. Bei diesem gewaltigen Spektakel wollten wir so nah wie möglich bei der Show sein. Als Snow Patrol als Vorgruppe die Bühne betraten,

war die Stimmung schon unglaublich gut. Wir sangen lautstark mit bei Songs wie ‚Chasing Cars‘ und ‚Shut your eyes‘. Ich fühlte mich grenzenlos frei.

Als dann endlich nach einiger Verspätung Bono und seine Jungs auf die Bühne kamen, gab es für uns kein Halten mehr. Sie zogen uns komplett in ihren Bann.
Tausende leuchtende Handydisplays zauberten den schönsten Sternenhimmel, den ich je unter einem Stadiondach zu sehen bekommen hatte. An diesem Abend wurde gleich zweimal meine Seele berührt. Die Atmosphäre, die Musik zum einen – und das Gefühl, mit jemandem zu verschmelzen zum anderen.
Dieser Abend war tatsächlich ‚a beautiful day‘, und ich wünschte mir die ganze Zeit, er würde niemals enden.

Ulf schrieb einige Tage später auf der U2-Fanseite seinen Konzertbericht:

„Ich habe bereits Amsterdam 2 gesehen und war, wie ihr auch nachlesen könnt, total geflasht vom Konzert. Schön, dass knapp zwei Wochen dazwischen lagen. Meine Erwartungshaltung dem Abend gegenüber war wieder total runtergefahren und ich habe mich eigentlich mehr darauf gefreut, das Konzerterlebnis „U2“ mit einer tollen Frau zu teilen.
Nach meiner anfänglichen Zurückhaltung stellte sich bei uns beiden im Laufe des Konzertes der Wunsch nach Berührung ein und so fingen wir an, uns an den Händen zu halten und zärtlich zu streicheln. Für mein Empfinden war es dann bei ‚Pride (in the name of love)‘, als Claudia sich zu mir umdrehte und mir den längst herbeigesehnten Kuss

auf den Mund gab, in dem ich dann völlig versank.
Was kann es Schöneres geben als Flugzeuge im Bauch, die Frau die man liebt in den Armen und U2 spielen die Musik zu diesem Film, an den ich mich wohl auf ewig erinnern werde. An diesem Punkt also ein herzliches Dankeschön an die Band für die schöne „Begleitmusik“ zu dem unvergesslichen Abend auf Schalke.“

Am nächsten Morgen, ich hatte mir frei genommen, krabbelte Felix zu mir ins Bett und fragte mich, wie das Konzert gewesen sei.
Ich lächelte selig und sagte, dass es einfach grandios und ganz ganz einzigartig gewesen sei. Dann erzählte ich ihm, dass ich an diesem Abend Ulf geküsst habe.
„Mama“, rief er aufgeregt, „du liebst den Ulf!“ Ich schaute meinen Sohn zärtlich an und antwortete ihm:
„Ich bin zumindest in ihn verliebt. Ob es Liebe ist, wird die Zeit wohl zeigen.“
Er überlegte einen kleinen Moment und sagte dann voller Überzeugung: „Ich finde das toll, aber eines sage ich dir. Ich ziehe jetzt nicht nach Moers!“
Grinsend versicherte ich ihm: „Nein, Felix, da brauchst du dir keine Sorgen zu machen. Das steht überhaupt nicht zur Debatte. Unser Zuhause ist hier.“

Im Gleichgewicht

Sonne und Liebe

Die Sonn durchbricht die Wolkendecke,
die Liebe deine Trauerwand,
malt glänzend gelbe Hoffnungsflecke
auf's Tränenmeer und auf den Sand.

~ aus „Schmetterlingspoesie – Band 2“ ~

Die zarten Liebesbande zwischen Ulf und mir veränderten mich. Er zeigte mir, wie wichtig ich mich selber nehmen durfte, auch innerhalb einer Partnerschaft. Dass mein eigenes Glück an oberster Stelle stand und ich mich nicht verbiegen sollte, um ihm gerecht werden zu müssen. Denn es gab nichts, was ich tun musste. Wir genügten uns in unserem Sein.

Die Liebe zu ihm empfand ich besonders tief und rein. Ich fühlte mich angekommen, fand mein Gleichgewicht wieder, nach dieser schweren Zeit.

Ich war froh, dass ich mit Michas Eltern über meine neue Partnerschaft reden konnte. Ich wollte ihnen gegenüber loyal und ehrlich sein. Mir war bewusst, dass beide einen tiefen Schmerz verspürten und ich war voller Mitgefühl. Ich versicherte ihnen, dass meine Gefühle zu Ulf aus meinem Herzen kamen und ich nicht beabsichtigte, sie damit zu verletzen.

An Ulfs und meinem ersten gemeinsamen Abend, bei mir zu Hause, ging ich am späten Abend noch mal mit Anton

vor die Tür. Als ich wieder durch den Garten Richtung Haus ging, blieb ich auf halber Strecke stehen.
Da die Nacht schon hereingebrochen war, sah ich im beleuchteten Wohnzimmer Ulf vor den beiden Porträtbildern von Micha und Anni stehen, die dort auf einem Regal ihren festen Platz haben. Ich blieb eine Weile - getarnt im Schatten der Dunkelheit - so stehen und beobachtete, wie Ulf dort vor Michas Foto stand. Eine Welle voller Liebe und Wärme durchflutete mich.
Als ich mit Anton herein kam, sagte er mir, dass er gerade mit Micha Zwiesprache gehalten habe. Er bat um seine stille Zustimmung zu dieser Partnerschaft. Ich fand diese Geste sehr berührend und merkte, wie wichtig auch Ulf meine beiden Lieben waren. Ich empfand ein ganz warmes Gefühl in mir, einen Partner an meiner Seite zu haben, der den beiden genügend Raum in unserer Mitte überließ. Nie hatten Ulf oder ich das Gefühl, dass Micha und Anni zwischen uns standen. Im Gegenteil, es ist nicht einfach zu beschreiben, aber die beiden gehörten einfach zu unserer Liebe dazu. Ohne die beiden wäre sie erst gar nicht möglich geworden.

Es tat mir unendlich gut, Ulf gegenüber meine Trauer offen leben zu können. Vielleicht glaubt man, mit einem ‚neuen' Partner den ‚alten' einfach auszutauschen. Aber so empfand ich es ganz und gar nicht. Jeder der beiden war ein Teil von mir.
Für Felix nahm Ulf die Rolle eines großen Freundes ein. Ich wollte keinen Vaterersatz für ihn, aber eine männliche Bezugsperson, mit der er auch mal ausgelassen balgen und toben konnte, bereicherte auch sein Leben positiv.
Ich ging fast jeden Tag mit Anton am Friedhof vorbei,

obwohl ich am Grab ganz selten eine Nähe oder Verbundenheit spürte. Die fand ich eher in den Wäldern und Feldern. Aber dennoch führte mein Weg intuitiv dort hin. An diesem einen Nachmittag, nachdem ich mit Ulf zusammengekommen war, war es anders. Ich hatte bei meinem Spaziergang - wie so oft - Annikas iPod dabei und hörte Musik, die mir gut tat und die meine Seele berührte. Ich hatte mittlerweile an die tausend Songs gespeichert und wie meistens - auch an diesem Tag - die Einstellung „zufällige Wiedergabe“ gewählt.
Als ich vor dem Grab stand, fragte ich Micha, ob es wirklich für ihn in Ordnung sei, dass ich einen neuen Partner an meiner Seite habe. Da schlugen die Kirchturmglocken dreimal. Ich hatte das Gefühl, dass sie für Ulf, Felix und mich läuteten, - und just in diesem Moment fing ein neues Lied an: Es war der Song von Reamonn mit dem Titel ‚Alright‘.
Die guten Tränen konnte und wollte ich nicht aufhalten. Ich stand lange einfach so da und wusste, dass alles richtig war, - so wie es war.

Nicht jeder in meinem Umfeld konnte begreifen, dass ich nach so kurzer Zeit wieder eine Liebe in mein Leben lassen konnte. Ich war heilfroh, dass ich mir darüber keine Sorgen machte und einfach nur meinem Herzen folgte.

Annikas Botschaft

Seelenstern

In meiner Seele leuchtest du,
ich seh dein Licht so gern,
ich mache meine Augen zu
und spüre, du bist mir nicht fern;
ich find in deinem Scheine Ruh,
mein Schmetterling, mein Seelenstern.

~ aus „Schmetterlingspoesie – Band 4“ ~

Im September, als die Tage wieder merklich kürzer wurden, und ich die letzten Sonnenstrahlen des Sommers auskostete, fühlte ich mein Kind ganz nah bei mir. Wenn ich schreibe, „Wir unterhielten uns innig“, dann klingt es verrückt, aber genauso empfand ich diesen Gedankenaustausch, der mit Annika stattfand. Sie gab mir Antworten auf meine Fragen und sie ließ mich spüren, dass sie weiter an meinem Leben teilnahm.

Annikas Botschaft habe ich kurze Zeit später aufgeschrieben:

„Vor mehr als acht Monaten bin ich ins Licht gegangen. Von göttlicher Liebe eingehüllt, wurde ich von meinem Schutzengel, den ich gleich erkannte, abgeholt.

Ich habe meinen Körper abgestreift, wie man einen Handschuh abstreift. Es tat nichts weh, die Liebe und Freude, die ich dabei empfand, war so stark. Schwer, dafür die richtigen Worte zu finden.

Ich habe eure Trauer, ja, auch euer Entsetzen gesehen - die vielen Tränen, die geflossen sind. Das tat mir schon weh.

Jetzt ist etwas Zeit vergangen, Zeit die ihr für die Heilung eurer Seelen brauchtet. Trauer hilft Abschied zu nehmen, den Verlust zu erkennen, ihn anzunehmen.

Immer wieder hörte ich: „Sie war doch noch so jung, hat noch nichts vom Leben gehabt ..." Ich sage euch, dass ich auf meinem Erdenleben genau die Erfahrungen machen durfte, die ich für meine seelische Entwicklung brauchte.

Ich bin unheimlich glücklich, dass ich mit so vielen Menschen, die mir wichtig sind, in Kontakt treten kann. Manche von euch sind aber leider noch gar nicht in der Lage dazu, zu erkennen, wie oft ich versuche mit euch zu sprechen. Ich probiere immer wieder euch zu erreichen, aber es gelingt mir nicht, weil ihr mich nicht hören könnt, denn eure Trauer ist so unendlich laut. Ihr lenkt euch mit vielerlei Dingen ab, um euren Schmerz nicht zu spüren. Aber so könnt ihr auch mich nicht spüren.

Wenn ihr still werdet, wenn ihr anfangt euch für mich zu öffnen, könnt ihr meine Zeichen erkennen, die ich euch sende, und durch die ich euch meine stetige Nähe signalisiere.
Mal kann es ein Lied sein, welches euch heftig berührt,

oder es sind Gedanken an mich, die euch ganz plötzlich in den Kopf kommen. Ein anderes Mal schicke ich einen Zitronenfalter vorbei, der euch an mich erinnern soll.

Wenn so etwas geschieht, müsst ihr nicht traurig sein, denn genau in diesen Momenten denke auch ich an euch! Meine Liebe zu euch ändert sich nicht, nur weil ihr mich nicht mehr seht.

Ihr dürft das nicht vergessen, ich kann und werde dort sein, wo ihr an mich denkt.

Ich bin froh für mein Erdenleben und für die vielen tollen Menschen, die ich kennenlernen durfte. Habt keine Angst, ihr könnt eurem Leben vertrauen. Es werden gute und auch schlechte Tage kommen, aber denkt stets daran, ihr selber habt die Macht, durch eure Gedanken von heute die Wirklichkeit von morgen zu erschaffen, denn euer Leben ist nichts anderes als die Summe eurer Gedanken.

Ich werde euch immer in meinen Gedanken haben! In ewiger Liebe

Eure Anni“

Nachdem ich diese Worte zu Papier gebracht hatte, nahm ich mir fest vor, mehr Zeit in der Stille zu verbringen. Mich weniger dem Lärm hinzugeben. Und langsamer durch diese Welt zu gehen, um auch die kleinen Wunder am Wegesrand zu erkennen und nicht daran vorbei zu hetzen.

November

Niemals fern

Ich schau zum Himmel in der Nacht,
seh deinen hellen Stern,
hab jeden Tag an dich gedacht,
du bist mir niemals fern.

~ aus „Schmetterlingspoesie – Band 2" ~

Seit Oktober arbeitete Bettina an zwei Vormittagen bei uns in der Firma. Sie übernahm Michas Schreibtisch und es tat gut, den Platz nicht länger verwaist zu sehen, aber es kamen dadurch auch wieder viele wehmütige Gedanken und Gefühle an die Oberfläche.
Auch die dunkle Jahreszeit und der nahende erste Todestag legten sich mit einer bleiernen Schwere auf mein Gemüt.
Im November stand auch noch mein 40. Geburtstag an. Ich hatte sehr gemischte Gefühle, was diesen Tag betraf. Ein Teil von mir wollte gerne feiern, in der festen Gewissheit, dass meine beiden Partymäuse sich nichts anderes für mich wünschten. Der andere Teil wollte den Tag am liebsten auslöschen.
Nach längerem Hin und Her plante ich mit meiner Freundin, mit der ich auch schon den 30. gemeinsam gefeiert hatte, die Party vier Monate später, im nächsten Jahr, zu begehen. Das war für mich ein guter Kompromiss und mir gefiel die Vorstellung, dass noch ein wenig Zeit ins Land

ziehen konnte.
Am Vorabend meines Geburtstags, der mitten in die Woche auf einen Dienstag fiel, telefonierte ich mit Ulf, der die Woche über in Moers war und nur am Wochenende zu uns kam.
Kurz bevor wir unser Gespräch beendeten, bat er mich, das Telefon mit an mein Bett zu nehmen. Er wolle der erste sein, der an meinem Geburtstag mit mir sprach.
Ich war sehr sentimental an diesem Abend und hatte den Geburtstagsbrief von Annika hervorgekramt, den sie mir ein Jahr zuvor zu meinem Geburtstag geschrieben hatte.

„Für die beste Mama der Welt!

Liebe Mama,
Jetzt bist du schon 39 und die gefürchtete 40 kommt immer näher.
Aber keine Sorge, man sieht's dir nicht an ...!
Also feiere gut und freu dich, dass du noch 1 Jahr jung sein kannst :D

Herzlichen Glückwunsch zum 39sten Geburtstag.
Deine Annika"

Mit Tränen in den Augen und dem Telefon in meiner Hand ging ich an diesem Abend zeitig ins Bett. Ich fand lange keinen Schlaf und wälzte mich noch einige Zeit hin und her.
Um 0:00 Uhr weckte mich ein Klingeln. Ich wusste im ersten Moment nicht, woher es kam und ich brauchte eine Weile, um zu realisieren, dass es das Telefon war.
Ulf war am anderen Ende und sang zärtlich Happy Birth-

day. Er zauberte mir damit ein kleines Lächeln auf mein Gesicht.
„Ich habe ein Geschenk für dich im Keller liegen“, sagte er und forderte mich auf, nachzuschauen. Ich schlüpfte in meine Schlappen und schlich auf leisen Sohlen in den Keller, - das Telefon an meinem Ohr. Als ich im Kellerflur stand, lotste er mich in unseren ‚Billardkeller‘. Ich knipste das Licht an und fand mitten auf dem Billardtisch ein Päckchen, in Geschenkpapier eingepackt. „Soll ich es aufmachen?“, fragte ich und freute mich über diese Überraschung, mit der ich überhaupt nicht gerechnet hatte. Ulf musste das Geschenk schon am Wochenende dort deponiert haben.
Nachdem ich es geöffnet und Ulf durchs Telefon geherzt hatte, ging ich wieder hoch ins Schlafzimmer. Im Keller war es kalt und ich wollte schnellstens wieder unter meine warme Bettdecke schlüpfen.
Ohne das Licht anzuknipsen kroch ich unter die Decke - und als sich meine Augen an das dämmrige Licht gewöhnt hatten, bekam ich einen riesigen Schrecken. Auf der anderen Seite des Bettes lag jemand! Ich schrie kurz auf und hielt den Atem an. Es war Ulf, der sich das Lachen nicht länger verkneifen konnte. Er nahm mich in die Arme und ich konnte es einfach nicht fassen, dass er da war. Er freute sich unbändig, dass seine Überraschung gelungen war.
Er hatte sich um kurz vor zwölf leise ins Haus geschlichen und sich auf meinem Gäste-WC versteckt, welches sich direkt neben der Haustür befindet. Von dort aus hatte er mich mit seinem Handy angerufen und während ich im Keller nach dem Geschenk suchte, hatte er sich leise nach oben geschlichen und sich ins Bett gelegt.

So verrückt hatte bis dahin noch nie ein Geburtstag von mir begonnen. Ich war zuversichtlich, dass es ein guter Tag werden würde. Getröstet und glücklich schliefen wir aneinander gekuschelt ein.

Am nächsten Morgen wartete im Büro schon die nächste unvorhergesehene Überraschung auf mich.
Als ich die Bürotür aufmachte, stand auf meinem Schreibtisch ein Geburtstagskuchen und an meinen Bürostuhl war ein Heliumballon gebunden mit der Aufschrift „Happy Birthday". Bettina stand da und erwartete mich mit offenen Armen.

Was für ein Glück, dass ich mit solchen Freunden gesegnet war. Ich fühlte mich dankbar und empfand den Tag viel angenehmer, als ich ihn mir im Vorfeld ausgemalt hatte.

Dezember

Atem

Du denkst du bist allein
mit den Erinnerungen,
doch ich werd immer bei dir sein,
wie die Luft in deinen Lungen;
- du atmest meine Liebe ein,
noch bevor dies letzte Wort verklungen ...

~ aus „Schmetterlingspoesie – Band 1" ~

Annikas Klassenlehrerin rief mich an und lud mich nochmal zu einem Frühstück in die Klasse ein. Ich überlegte eine Weile, ob es sich stimmig für mich anfühlte, aber dem war nicht so. So schrieb ich der Klasse einen Brief und bat die Lehrerin, ihn der Klasse vorzulesen.

„Haltern, im Dezember 2009

Liebe Klasse 9 b, liebe Freundinnen und Freunde von Annika,

jetzt ist es fast ein Jahr her, dass Annika und ihr Vater bei einem schrecklichen Autounfall in Österreich auf dem Weg in den Skiurlaub ums Leben gekommen sind.

Ein Jahr ... 365 Tage ... ohne diesen lustigen, aufgedrehten, albernen, liebenswerten, fröhlichen Wirbelwind. Für mich als Mutter und auch für euch als Klassenkameraden und Freunde eine lange Zeit, die in meinen Augen förmlich vorbeigerast ist.

Ich kann es oft nicht glauben, dass es schon ein ganzes Jahr her ist, dass sie hier durchs Haus gefegt ist mit ihrer puren Energie. Sie war immer für eine Überraschung gut.

Durch eure Eintragungen auf Annikas Pinnwand bei Schüler VZ und auch durch eure E-mails bekomme ich mit, wie es euch geht, und das ist mir wichtig. In der letzten Zeit habe ich das Gefühl, dass es einigen momentan gar nicht so gut geht. Das liegt sicher daran, dass alles wieder hochkommt; die Erinnerungen wieder sehr stark sind.
Auch ich habe trotz meiner Stärke jetzt oft Momente, wo ich die Tränen einfach laufen lasse. Ich lasse die Trauer zu. Meistens geht es mir hinterher besser und ich merke wie meine Kraft wiederkommt.

Diese letzten 365 Tage haben aber auch viele schöne Momente beinhaltet. In diesem so besonderen Jahr durfte ich echte Freundschaft erfahren. Ich habe wieder Augen für viele kleine schöne Dinge im Leben, über die ich mich freuen kann. Ich bin viel feinfühliger geworden und ich weiß, dass Annika sehr stolz auf mich ist.

Frau B. hat mit mir telefoniert und mich gefragt, ob ich mir vorstellen könnte, nochmal zu einem Frühstück in die Klasse zu kommen. Ich freue mich über die Einladung, habe mich aber entschlossen, lieber diesen Brief

zu schreiben.
Ich möchte euch für eure Eintragungen bei Schüler VZ danken und euch weiterhin ermutigen, mir zu schreiben, wenn euch danach ist. Es macht mich sehr stolz, wie ehrlich ihr mir eure Gefühle mitteilt. Ihr sollt wissen, dass ich immer für Gespräche (auch in schriftlicher Form) da bin.

Ich möchte euch noch einen kleinen Dialog schreiben, der zum Nachdenken anregt und - wie ich finde - auch viel Mut macht. Der Dialog findet zwischen einem Trauernden und einem Tröstenden statt:

.... "Sie war doch noch so jung."
„Ja, aber sie ist jetzt da, wo sie hergekommen ist. Sie ist einfach nach Hause gegangen."
„Ihr Zuhause war doch bei uns!"
„Für ihre Zeit auf Erden hat sie sich eure Familie als ihr Zuhause ausgesucht, wo sie sich auch sehr geborgen gefühlt hat, aber das eigentliche Zuhause ist für jedes Wesen die geistige Welt. Warum trauerst du? Ist es nicht der Gedanke daran, sie verloren zu haben? Aber um etwas zu verlieren, muss man es vorher besessen haben. Ihr habt sie doch gar nicht besessen. Könntest du dich mit dem Gedanken anfreunden, dass sie bei euch nur zu Besuch war?"
„Ich bin mir nicht sicher, ob ich mich an diesen Gedanken gewöhnen kann. Es macht mich verrückt, wenn ich daran denke, sie niemals wieder zu sehen."
„Es stimmt nicht, was du da sagst. Du siehst sie wieder, Deine Seele weiß das längst. Du als Mensch hast es nur vergessen. Es kann doch nicht sein, dass sie dreizehn Jah-

re bei euch sein durfte, damit ihr den Rest eures Lebens traurig seid. Meinst du, das wäre der Sinn ihres Lebens gewesen, euch jetzt trauern zu lassen?"
„Aber welchen Sinn hatte ihr Tod?"
„Meinst du nicht auch, es ist besser, wenn du fragst, welchen Sinn ihr Leben hatte? Sie ist nicht tot – sie lebt und sie ist sich wahrscheinlich dessen viel mehr bewusst als du! Kann es nicht sein, dass ihr lernen solltet, den Tod als zum Leben gehörend anzusehen? Hast du schon mal mit ihr gesprochen?"
„In Gedanken tue ich das oft."
„Sprich mit ihr in Liebe und du wirst Antwort bekommen. Erst wenn du sie in Liebe loslassen kannst und nicht mehr durch deine Trauer festhältst, wird sie die Möglichkeit haben, sich mit dir in Verbindung zu setzen. Wann immer du sie rufst, ist sie da." (Auszug aus dem Buch „Gib uns Herzen die verstehen" von Gila van Delden)

Viele gute Gedanken und schöne Weihnachtsferien wünscht euch ganz herzlich

Annikas Mama Claudia"

Je näher der 21.12.2009 rückte, desto größer wurde meine Angst. Wie eine kalte, unbarmherzige Hand hielt mich diese Angst fest in ihrem Würgegriff gefangen. In meinem Inneren tobte ein gewaltiger Sturm und ich fühlte mich dermaßen ausgelaugt und leer. Wie ein riesiger Klumpen gefrorener Dreck, der sich in meinem Magen befand, verursachte mir die Angst körperliche Symptome. Mir war speiübel und das Atmen fiel mir zunehmend schwerer. Ich hatte Angst, den Jahrestag zu begehen, Angst vor den schmerzhaften Gefühlen, Angst, all dem nicht gewachsen zu sein. Ich war gefangen in einer riesigen Gedankenspirale, - und ich war mir sicher, alleine keinen Ausgang zu finden.

Mitte Dezember fiel der erste Schnee und ich fühlte mich dadurch ein wenig getröstet. Ich mag die Natur, wenn sie mit einer weißen Schicht überzogen ist. Alles wirkt so friedlich und rein. Ich liebe das Geräusch, wenn der frische Schnee unter den Füßen knirscht und die anderen Alltagsgeräusche ein wenig schluckt - und es leiser und stiller wird.
Als ich mit Anton zu einem Spaziergang aufbrach und durch den Schnee stapfte, spürte ich mit einem Mal Annikas Anwesenheit ganz klar. Ich fing an, mit ihr einen Dialog zu halten, der sich in meinem Inneren abspielte.

„Annika, ich habe solche Angst, den Jahrestag zu begehen. Ich weiß gar nicht, wie ich es aushalten soll."
Da antwortete sie mir: „Mama, denke doch mal zurück an die anderen schweren Tage in diesem Jahr."
Und ich erinnerte mich als erstes an Annikas 14. Geburtstag. Wie ich morgens mit Anton den Tag begrüßt hatte - und wie sich diese große Ruhe und Kraft in mir ausgebreitet hatte.
Dann dachte ich an Michas Geburtstag, an dem ich Besuch von vielen Freunden bekam und wir bis spät in die Nacht auf meiner Terrasse zusammen saßen und einen sehr schönen Abend verbrachten.
Ja, all das fiel mir zu den schweren Tagen ein - und nach-

dem ich diese Erinnerungen wieder abgerufen hatte, fuhr Annika fort: „Mama, so wie du diese Tage gemeistert hast, so wird es auch am 21. Dezember sein. **Hab Vertrauen**!“ Und dann wiederholte sie immer wieder, wie ein Mantra, das Wort **Vertrauen**, bis es auch ein Teil von mir wurde.

Am 21.12. war Ulf bei mir. Ich wachte früh auf und meine Gedanken waren bei dem Tag - genau vor einem Jahr - der mein Leben so sehr verändert hat. Immer wieder schaute ich auf meine Armbanduhr. Gedanken wie: „Jetzt war die Welt noch in Ordnung, wir waren eine komplette Familie, die sich auf dem Weg in den Urlaub befand“, „Jetzt haben Micha und ich uns ein letztes Mal so liebevoll angeschaut“, „Jetzt habe ich meine Tochter zum letzten Mal lebendig gespürt und gestreichelt“ und „Jetzt haben wir die Plätze getauscht“ rasten durch mein Gehirn.
Jeder Satz begann mit dem Wort „Jetzt“, aber ich befand mich in diesem Moment nicht im Hier und Jetzt, sondern hing in der Vergangenheit fest, die ich heute nicht mehr beeinflussen konnte - und bei jedem Gedanken quälte ich mich innerlich.

Auch zu Felix sagte ich an diesem Tag, dass heute vor einem Jahr die Welt noch in Ordnung gewesen war. Er antwortete mir daraufhin: „Mama, die Welt ist auch heute noch in Ordnung. Es ist nur eine andere Ordnung.“

In diesen Tagen las ich nach längerer Zeit wieder viel in meinen Kondolenzbriefen. Sie gaben mir unglaublichen Trost und ich konnte wunderbar weinen und meiner Traurigkeit freien Lauf lassen. Das Weinen brachte mir kurzweilig eine kleine Linderung, und der Druck, den ich im

Magen verspürte, konnte so ein wenig weichen.
Dort, wo ich all diese wunderbaren Briefe und Karten aufbewahrte, lagen auch die Texte von unseren Trauerfeiern. Mir fielen die Fürbitten in die Hände und bei einer blieb mein Blick hängen:

„Wir bitten auch für die andere Familie, die am Unfall beteiligt war. Mache sie heil an Leib und Seele."

Durch diesen Impuls dachte ich in diesen emotionalen Tagen auch viel an die Familie, die in dem anderen Fahrzeug gesessen hatte. Eine Familie mit Mutter, Vater und vier Kindern. Ich wusste, dass alle mittlerweile wieder genesen waren. Ich verspürte den dringenden Wunsch, mit ihnen in Kontakt zu treten. Diesen Gedanken ließ ich in mir wachsen und so schrieb ich am 24.12.2009 gegen 14:00 Uhr eine E-mail an die Familie, in der ich von mir erzählte.

„Liebe Familie B.,

in den letzten Tagen sind Sie wieder ganz fest in meinen Gedanken! Ich hoffe, es geht Ihnen gut. Ich wünsche Ihnen auf diesem Weg eine schöne Weihnachtszeit!
Der Unfall ist nun schon ein Jahr her und Sie werden sich sicher oft gefragt haben, wie mein Sohn Felix und ich mit dem Verlust leben können.
Wir freuen uns auf das Weihnachtsfest! Es wird ganz besonders und wir sind dankbar, es auch mit Michael und Annika teilen zu können.
Ich wollte mich schon seit langer Zeit melden und Sie wis-

sen lassen, dass es uns gut geht. Wir spüren eine so starke Kraft, die uns durch das ganze vergangene Jahr getragen hat.

Ich habe vor einiger Zeit einen Text geschrieben, der das Vergangene widerspiegelt. Ich möchte Sie gerne an meinen Gedanken teilhaben lassen:
Nun ist es fast schon ein Jahr her. Wo ist die Zeit geblieben? Der trübe, dunkle November setzt mir zu. Ich denke immer öfter wieder an den Unfall und an unsere letzten Tage davor. Die letzten gemeinsamen Partys und Familienfeiern ... wo ist bloß die Zeit geblieben? Ein Jahr ohne euch und trotzdem seid ihr mir so unendlich nah ... Danke dafür ...

In Erinnerung:
Am 21.12.2008 war unsere Familie (Felix 10, Annika 13, Micha 40, und ich 39) auf dem Weg in die schönste Zeit des Jahres. In unseren wohlverdienten Skiurlaub. Wir waren voller Freude, sollten wir doch Weihnachten mit Freunden im Schnee verbringen. Kurz vorm Ziel brach unser Wagen auf einer Landstraße aus und ein VW-Bulli rammte in die Beifahrerseite.

Mein Mann und Annika verstarben an diesem Sonntag. Annika um 12:35 Uhr und Micha um 16:15 Uhr. Ich selber war lebensgefährlich verletzt und mein Sohn hatte wie durch ein Wunder nur eine Nasenbeinprellung. An den Unfall kann ich mich nicht mehr erinnern, nur an die Situation, dass unser Auto schleuderte und ich keine Kontrolle mehr darüber hatte. Der eigentliche Aufprall und die Rettung danach sind mir nicht mehr im Gedächtnis.

Ich lag sechs Wochen im Krankenhaus, zweieinhalb davon in Österreich. Mittlerweile bin ich wieder recht fit. Meine wunderbaren Menschen sind jetzt nicht mehr da. Als ich am Unfalltag auf der Intensivstation zu mir kam und man mir als erstes die Nachricht von Annikas Tod überbrachte, sagte ich: „Ich nehme das Schicksal an.“ Es war meine Stimme und mein Mund, die da sprachen, aber ich erschrak. Denn nicht mein Verstand ließ mich diese Worte aussprechen, - sie kamen tief aus meinem Inneren -, als hätte meine Seele die Regie übernommen.

Tags drauf erfuhr ich vom Tod meines Mannes. In diesem Moment fühlte ich mich tatsächlich erleichtert, denn Annika war nun nicht mehr alleine. Meinem Sohn erklärte ich an diesem Tag, dass die zwei vorgegangen sind.

In der Silvesternacht hatte ich ein sehr beeindruckendes Erlebnis. Ich wachte kurz nach Mitternacht auf. Das Feuerwerk über Innsbruck war im vollen Gange. Anstatt von starken Schmerzen geplagt zu sein, fühlte ich mich, als würde ich im warmen Sand liegen. In meinem Körper breitete sich eine unglaublich Wärme, ja, Hitze aus, die so angenehm war. Ich hatte das Gefühl ich würde leuchten und verspürte so ein Glücksgefühl in mir, - es ist schwer zu beschreiben, aber noch nie im Leben habe ich ein solches Glück, eine solche innige Liebe gespürt. Ich wusste, es hatte mit meinen beiden Engeln zu tun - und da war mir klar, dass es ihnen gut geht und ich die zwei loslassen kann. Ich spürte eine unheimliche Kraft in mir, und täglich denke ich an diese Nacht zurück.

Lange habe ich nach Worten für dieses Gefühl gesucht, jetzt weiß ich, dass ich in dieser Nacht Gottes Liebe erfahren durfte.

Ich habe in Innsbruck im Krankenhaus wunderbare Menschen kennengelernt und durfte dort in der Ferne erfahren, wie meine Freunde in der Heimat an mich dachten. Ihr Mitgefühl war und ist immer noch unglaublich. Ich habe trotz aller traurigen Momente einen inneren Frieden gefunden und vertraue meinem Leben.

Ich war mir selber nicht bewusst, dass ich so mit dem Tod umgehen würde. Zwei Tage vor dem Unfall sprach Annika von ihrem Tod. Sie war abends noch bei ihrem besten Freund, sie gaben sich ihre Weihnachtsgeschenke, und als ich Annika später abholte und wir zwei nach Hause fuhren, sagte sie: „Kevin möchte gar nicht, dass wir in den Skiurlaub fahren. Er hat Angst, dass mir was Schlimmes passiert. Mama, du musst mir versprechen, wenn ich sterbe, ruf bitte als erstes Kevin an.“ Mir ist fast das Herz stehen geblieben. Ich habe meine Tochter angefahren, nicht so einen Unsinn zu reden. Und wenn so etwas Schlimmes geschehen würde, würde ich mit Sicherheit nicht an Kevin denken.

Am Unfalltag habe ich natürlich an Kevin gedacht und daran, dass es irgendwie Annikas Testament war ...
Ich habe es in die Wege geleitet, dass er informiert wird.

Ich habe seitdem sehr viele tolle Bücher gelesen, u.a. „Keine Seele geht verloren“ von Bernard Jakoby.
Das 4. Kapitel ist dem Tod von Kindern gewidmet. Dort

beschreibt er sehr eindrucksvoll die Vorahnungen von Kindern kurz vor ihrem Tod. Ein sehr eindrucksvolles Buch, das ich jedem empfehlen kann.

Ich bin sehr sicher, dass mich die zwei zu Weihnachten - wie so oft nachts in meinen Träumen - besuchen werden …
Ganz liebe Grüße
Claudia Fromme"

Am selben Tag gegen 17:00 Uhr erhielt ich eine Antwort auf meine E-mail von Herrn B.:

„Sehr geehrte Frau Fromme,

Sie ahnen gar nicht, wie gut es tut, diese Zeilen von Ihnen zu lesen. Vor allem auch, dass Sie von sich aus den Kontakt zu uns aufnehmen.
Den gleichen Gedanken hatte ich auch. Ich wusste nur nicht, ob ich Sie per E-mail erreichen kann oder Sie überhaupt dieses Medium nützen, deswegen habe ich Ihnen am Montag einen Brief geschrieben und per Post abgeschickt. Ich nehme an, dass Sie ihn noch nicht erhalten haben, sonst hätten Sie wahrscheinlich darauf Bezug genommen.
Wir wollten schon lange fragen, wie es Ihnen geht - unsere Anwältin hat aber davon abgeraten. Ich habe das irgendwie nicht verstanden. Wir haben kein ‚Problem' mit Ihnen, wir sehen das einfach als eine Fügung des Schicksals, der wir und Sie nicht entgehen konnten an diesem Tag.

Ich selbst habe auch schon die Kontrolle über mein Fahrzeug verloren, nur hatte ich in der Situation einfach mehr Glück und es ist nichts passiert.

Unser jüngster Sohn erlitt bei dem Unfall einen Milzriss und musste auch auf die Intensivstation, aber mittlerweile ist er wieder recht fit. Die anderen kamen mit Prellungen und Gehirnerschütterungen davon. Meine Frau saß auch am Steuer und sie macht sich immense Vorwürfe, ob sie was falsch gemacht hätte oder ob sie hätte besser helfen können nach dem Unfall.

Wir alle fühlen uns nicht gut, weil wir bei der Sache so glücklich davongekommen sind und Ihre Familie so schwer getroffen wurde. Ich bin gerade noch im Büro und verpacke die letzten Weihnachtsgeschenke für die Kinder. Ihre Nachricht werde ich nachher bei der Bescherung allen vorlesen und wir werden in Gedanken bei Ihnen und Ihrer Familie sein. Ich wünsche Ihnen und Ihrem Sohn Felix alles Liebe und ein gesegnetes Weihnachtsfest.“

Nach den Feiertagen kam dann der erwähnte Brief auf dem Postweg zu mir!

Diese Geschichte hat damals mein Weihnachtsfest sehr besonders gemacht. Dass wir unabhängig aneinander gedacht und beide im selben Moment den Kontakt gesucht hatten. In seinem Brief schrieb er noch:

„Wir sind nicht ‚gläubig‘ im Sinne der katholischen Kirche, aber dennoch leben und erziehen wir unsere Kinder nach christlichen Maßstäben.

Ich bin seit diesem Tag überzeugt, dass es einen höheren Plan gab, der uns genau in dieser entscheidenden Sekunde an den Ort des Unglücks geführt hat. So viele außergewöhnliche Umstände haben uns dorthin geleitet, wo wir normalerweise nie hingekommen wären.

Ich habe einige Todesanzeigen und Nachrufe in der Presse verfolgt und verschiedene Gemeinsamkeiten mit Ihrem Mann entdeckt. Zum Beispiel das Engagement für den Sport und die Leidenschaft zum Fußball. Ich bin ebenfalls in dieser Richtung aktiv und trainiere schon seit vielen Jahren die Jugendmannschaften in unserem Verein.
Wie leicht hätte die Situation genau anders herum enden können?"

Dann bat er mich noch darum, ein paar persönliche Zeilen an seine Frau zu schreiben, da er glaubte, dass es ihr sehr helfen würde. Am nächsten Nachmittag setzte ich mich erneut an den Computer.

„Liebe Frau B.,

die E-mail Ihres Mannes hat mich sehr berührt und ich empfinde tiefe Dankbarkeit für die offene, herzliche Art, mit der Sie mir auch begegnen.

Ich kann mich noch gut an die Tage in Innsbruck erinnern, als meine Familie an meinem Krankenbett stand und wir über die vergangenen Geschehnisse sprachen. Eine meiner ersten Fragen war, ob es der Familie im anderen Wagen gut gehe. Ich hatte das Gefühl, mit einer Schuld nicht leben zu können. Umso mehr bedrückt mich der Gedanke, dass Sie mit diesem Schicksal nun umgehen und zurechtkommen müssen.

Daher schreibe ich Ihnen diese Zeilen, um ein wenig den Druck von Ihnen zu nehmen. Ich kann Ihnen versichern, nicht ein einziges Mal schlechte Gedanken Ihnen gegenüber gehabt zu haben.
Ich bin der festen Überzeugung, dass das, was passiert ist, sein musste und wir ‚Überlebenden' daraus lernen und wachsen dürfen. Ich habe in diesem vergangenen Jahr so viele glückliche und auch wertvolle Momente erleben dürfen, und ich bin Ihnen in keinster Weise böse!
Ich kann verstehen, dass Sie sich sehr viele Gedanken gemacht haben und auch immer noch machen, aber nur zu gerne möchte ich Ihnen etwas von Ihrer Last abnehmen.
Wir können uns nichts vorwerfen und können die Situation nur so annehmen. Bitte machen Sie sich keine Sorgen um mich! Wie gerne hätte ich Sie einfach in den Arm genommen, als ich die Zeilen Ihres Mannes gelesen habe.
Ich hoffe Sie können die Weihnachtstage genießen! Für mich bekommt diese Zeit gerade durch unsere Briefe einen tieferen Sinn. Ich wünsche Ihnen viel Licht und Liebe in dieser doch sicherlich schweren Zeit!
Abschied bedeutet auch immer einen Neuanfang. Und der ist mir und Felix gut gelungen!

Liebe Grüße auch an Ihre Familie,
Claudia Fromme"

In diesen Tagen, kurz vor Weihnachten, kamen noch mehr Briefe zu mir, mit denen ich nicht gerechnet hatte. So bekam ich unter anderem auch Post aus Österreich:

*„Liebe Frau Fromme,
sie werden wahrscheinlich nicht wissen, wer ich bin, wenn Sie die ersten Zeilen dieses Briefes lesen.*

Ich war die Aufnahmeschwester in der Unfallambulanz im Bezirkskrankenhaus St. Johann i.T., als sie und ihr Sohn Felix letztes Jahr bei uns eingeliefert wurden.

*An diesem Tag, ich weiß es noch wie heute, war die Betroffenheit in der Ambulanz sehr gut zu merken, die Luft war so dick, als könnte man sie schneiden!
Das ganze Jahr über habe ich immer wieder an Sie denken müssen, wie es Ihnen wohl geht und was Sie so machen.
Auch in der Ambulanz haben wir oft über Ihr schreckliches Schicksal gesprochen.*

Mit diesem Brief möchte ich Ihnen und Ihrem Sohn Felix alles erdenklich Gute für die Zukunft wünschen, dass sie den Alltag wieder einigermaßen meistern können und dass Sie den Glauben und die Hoffnung an das Leben nicht verlieren.

*Hunderte Kilometer weit weg von Ihnen, waren wir in Gedanken oft ganz nah. Vielleicht kann ich es Ihnen mit wenigen Worten zum Ausdruck bringen, wie groß unsere Betroffenheit war, und noch immer ist.
L.S.“*

Durch diese Briefe, die unerwartet in meinen Briefkasten landeten, konnte wieder ein Teil meiner frisch aufgerissenen Wunden heilen. Zu wissen, dass wildfremde Menschen so liebevoll und voller Mitgefühl an mich dachten,

das brachte Heilung mit sich.
Und wieder war ich erfüllt von einer tiefen Dankbarkeit.

Felix und ich besuchten an diesem Heiligabend gemeinsam den Weihnachtsgottesdienst in unserer Gemeinde.
Ulf war an diesem Nachmittag bei seiner Mutter, wie in all den Jahren vorher auch, und er kam später noch zu uns.
Ich versuchte unser Familienritual fortzuführen und die Bescherung und das leckere Essen auch mit Felix alleine zu genießen. Wie immer brannten auch heute die zwei Kerzen auf unserem weihnachtlich geschmückten Tisch.
Nach Ulfs Ankunft saßen wir gemeinsam noch lange am Tisch und spielten Monopoly.
Als ich später meinen müden Sohn ins Bett brachte und ihn zudeckte, strahlte er mich an und sagte: „Mama, das war eines meiner schönsten Weihnachten!"
Das machte mich als Mutter sehr glücklich und zeigte mir, dass wir zwei auf einem guten Weg waren.

Wir verbrachten den letzten Tag des Jahres mit Freunden bei uns zu Hause. Immer wieder dachte ich auch an diesem Tag an die Silvesternacht vor einem Jahr in Innsbruck zurück.
Ich sehnte mich erneut nach solch einer mystischen Erfahrung, nach dem Gefühl der vollkommenen Liebe in mir und um mich herum.
Als ich mich ins Bett gelegt hatte, formte ich diesen Wunsch an meine Engel. Die Antwort kam sofort:
„Du trägst diese Liebe in dir, du selber hast den Schlüssel zu dieser Glückseligkeit."
Meine Gedanken zum vergangenen Jahr hielt ich in den folgenden Tagen fest:

2 0 0 9 Du bist vorbei!

Zurückblickend kann ich voll Vertrauen sagen, dass du mein Freund warst.
Als du gerade eine halbe Stunde alt warst, schicktest du mir die Kraft, mit der du mich durch all deine Monate getragen hast.
Ich bin in dir gereift und habe so viele schöne Momente erleben dürfen.

Der Sinn für mein Leben ist mir nie klarer geworden als in deinem Jahr! Die Liebe und das Glück, die ich spüre, wenn ich an Michael und Annika denke, habe ich in dir gelernt.

2009, du warst mein Freund und Begleiter. All die Tage, die ich zum ersten Mal alleine verbracht habe ... du hast mich nicht im Stich gelassen.

Glaubst du, dass 2010 auch mein Freund wird? Man sagt, das erste Jahr sei das Schwerste. Stimmt das?

Ich konnte die Tage in deinem Jahr genießen, die eigentlich die schwersten hätten sein müssen. Die Kraft hielt stand.
2009, ich danke dir, du warst ein gutes Jahr für mich. Im Innersten spürte ich die ganze Zeit (von Anfang an) das große Vertrauen in mir und in all deine 365 Tage!
Danke 2009! Für alles!!

Schuld

Zwei Blüten

Die Vergebung und die Liebe
blühen nie allein,
und wenn ich auf den Blüten liege
kann ich wieder glücklich sein.

~ aus „Schmetterlingspoesie – Band 4" ~

Damals, auf der Intensivstation, als mir das Ausmaß unserer Katastrophe bewusst wurde, stellte ich mir selber auch die Frage, ob ich mich schuldig fühlte.
Ich habe das Fahrzeug gelenkt, ich trug in diesem Moment die Verantwortung, meine Familie heil und sicher an unseren Urlaubsort zu bringen.
Als unser Auto zu schleudern begann, habe ich vielleicht für einen Bruchteil der Sekunde nicht richtig gehandelt, ich weiß es nicht. Ich wollte diesem Gedanken auch nicht allzu viel Raum geben, denn diese Gedankenspirale wurde zu einem Strudel, der mich nach unten zog und aus dem es keinen Ausgang gab.
Ich spürte, dass diese Denkweise mir genauso wenig brachte, wie die Frage nach dem Warum. Also versuchte ich, mir weder die eine noch die andere Frage zu stellen.

Erst zwei Jahre nach dem Unfall erhielt ich das Unfallgutachten auf dem Postweg. Ich war alleine zu Hause. Mit feuchten Händen und Herzklopfen bis zum Hals öffnete

ich den Umschlag - und hielt die dicke Akte in den Händen. Wie ein übergroßes Daumenkino ließ ich die Seiten durch meine Finger gleiten. Viele Bilder von unserem völlig zerstörten Auto flogen mir so in Bruchteilen von Sekunden entgegen.
Ich atmete tief durch. Wollte ich mir das wirklich antun? Musste ich mich damit auseinandersetzen? Hatte ich bisher nur versucht, das alles zu verdrängen? Gab es Antworten auf Fragen, die ich mich nicht zu stellen traute?
Eine ganze Palette von Emotionen brach über mich herein. Und immer wieder formte sich eine Frage in meinem Kopf:
Hatte ich doch versucht, meinen Vordermann zu überholen? War ich doch schuld an dieser Tragödie?

Meine Neugierde siegte und ich entschied mich, das Gutachten ‚quer' zu lesen. Beim Anblick der Bilder wurde mir erneut das Ausmaß bewusst.
Ich sah Annikas Kuschelkopfkissen, ich sah Blut, ich sah Zerstörung. Mein Tränenschleier schob sich wie eine schützende Hand vor meine Augen und nahm mir die Sicht. Es dauerte eine ganze Weile, bis ich in der Lage war, weiter zu machen. Ich versuchte die Bilder auszublenden und konzentrierte mich auf den geschriebenen Text.

Laut Gutachten war unser Auto - aufgrund von nicht den Witterungsverhältnissen angepasster Geschwindigkeit - auf regennasser Fahrbahn ins Schleudern geraten. Von einem Überholvorgang stand dort nichts.
Ich klappte die Akte zu und legte sie zu den anderen Schriftstücken, die mittlerweile einen ganzen Ordner füllten.

Wann ist man schuldig?

Wenn man vorsätzlich handelt?
Wenn man etwas bewusst tut?
Wenn man anderen Menschen Schaden zufügt?
Wenn man einen Moment unaufmerksam ist?
Wenn man aus Liebe handelt?

Gibt es überhaupt Schuld?

Ich fühlte mich nicht schuldig am Tod meiner Tochter und meines Mannes. Ich wollte sie heil und sicher an den Urlaubsort bringen und wir wollten eine gute Zeit verleben. Mein Gefühl der Unschuld sollte in den nächsten Wochen erneut auf eine harte Probe gestellt werden.

Ende April, ich genoss gerade die ersten Sonnenstrahlen im Garten, wurde mir ein Einschreiben von der Staatsanwaltschaft Salzburg zugestellt.
Es enthielt einen Strafantrag, in dem mir das Vergehen der fahrlässigen Tötung nach § 80 StGB sowie der fahrlässigen Körperverletzung nach § 88 Abs. 1 und 4, 1. Fall StGB, vorgeworfen wurde, sowie meine Ladung als Angeklagte zur Hauptverhandlung, die für den 01. Juni 2011 angesetzt war.
Ich war durch mehrere Telefonate, die mein Bruder im Vorfeld mit der Staatsanwaltschaft geführt hatte, schon auf diesen Strafantrag vorbereitet gewesen. Womit ich allerdings nicht gerechnet hatte - und was mich völlig aus der Bahn warf -, war der folgende Satz:

„Ihre persönliche Anwesenheit ist während der gesam-

ten Hauptverhandlung erforderlich. Wenn aufgrund Ihrer Abwesenheit die Hauptverhandlung vertagt werden muss, werden Sie zur nächsten Hauptverhandlung durch die Kriminalpolizei vorgeführt. In diesem Fall haben Sie die durch ihre Abwesenheit verursachten Kosten zu ersetzen."

Die Dauer der Hauptverhandlung war für 30 Minuten angesetzt.

1000 Gedanken schossen mir durch den Kopf.
Für eine halbe Stunde sollte ich die Fahrt von 1.600 km auf mich nehmen?
Wieso behandelte man mich wie einen Schwerverbrecher und drohte mir mit einer kriminalpolizeilichen Vorführung bei Nichterscheinen?
Hatte ich nicht bereits mit der Höchststrafe lebenslänglich zu leben?
Saalfelden lag ca. 15 km von unserer Unfallstelle entfernt. Der Weg würde mich an der Unfallstelle vorbeiführen. Würde ich das aushalten?
Würde ich mit einem Schuldspruch leben können? Die Vorstellung, dass ein Richter laut ausspricht, dass ich schuld bin am Tod meines eigenen Kindes und meines Mannes, ließ mir das Blut in den Adern gefrieren.
Was konnte ich tun, um nicht persönlich dort erscheinen zu müssen?

Nachdem meine Schockstarre nachgelassen hatte, telefonierte ich als erstes mit meinem Bruder. Er machte mir wenig Hoffnung, dass ich der angesetzten Verhandlung fernbleiben konnte, bot mir aber an, mich zur Verhand-

lung zu begleiten. Und er machte mir den Vorschlag, einen Flug zu buchen.
Ich musste ihn ein wenig bremsen, denn ich wollte noch nicht aufgeben - und es keimte ein letztes Fünkchen Hoffnung auf, dass ich doch noch um die Verhandlung herumkommen würde. Da Samstag war, wollte ich am nächsten Montag erstmal diesbezüglich ein Telefonat führen. Und dann, falls nötig, die weiteren Schritte einleiten.

An diesem Abend hatte ich eigentlich geplant, mit Bettina zum ‚Tanz in den Mai' zu gehen. Ich telefonierte mit ihr und erzählte von der Ladung und von meinen Gefühlen. Wir überlegten gemeinsam, ob wir unser Vorhaben nicht abblasen sollten, aber je länger wir miteinander sprachen, desto mehr fühlte ich, dass mir die Zerstreuung und Ablenkung gut tun würden.
Außerdem ist das Tanzen für mich eine besondere Ausdrucksform des Fühlens und Zulassens meiner Emotionen. Wenn die Musik mich berührt und sich wie ein Pflaster auf meine Wunden legt, Texte meine Seele streicheln und der Bass in meinem Körper zu spüren ist, - dann spüre ich, ich lebe.

Am Sonntagabend bat ich vor dem Einschlafen - zum ersten Mal bewusst - meinen Schutzengel um Beistand für das bevorstehende Telefonat am nächsten Tag mit dem Bezirksgericht Saalfelden.

„Lieber Schutzengel, ich bitte dich, steh mir morgen beim Telefonat bei. Leg mir die richtigen Worte zur richtigen Zeit in den Mund und hilf mir, dass sich alles so fügt, wie es am besten für mich ist. Ich wünsche mir, dass mein

Gesprächspartner offen und bereit ist, mir zuzuhören, und dass ich gar nicht so viele Worte sagen muss. Amen."

Ich wählte am nächsten Morgen die Rufnummer, die auf der Ladung angegeben war. Es meldete sich ein Herr von der Staatsanwaltschaft. Ich meldete mich mit meinem Namen und schilderte kurz mein Anliegen, als er mir sanft ins Wort fiel, mit dem Hinweis, dass er mit mir darüber nicht reden dürfe, da die Staatsanwaltschaft in diesem Verfahren die Anklage vertrete. Er bot mir an, mich direkt mit dem zuständigen Richter zu verbinden.
Mein Herz klopfte bis zum Hals und mein Puls raste, als sich am anderen Ende der Telefonleitung der Richter meldete. Ich nannte meinen Namen und musste eine kleine Pause machen, um mich zu sammeln. Diese Pause nutzte mein Gegenüber, um mir zu antworten, dass er schon ahnte, aus welchem Grund ich um dieses Gespräch bat. Ich dankte meinem Schutzengel für seine Hilfe.
Ich merkte, wie mir die Tränen in die Augen schossen und das Reden fiel mir schwer. Ich versuchte einen Anfang:

„Ich habe ihre Ladung zur Hauptverhandlung bekommen. Die Verhandlung stellt für mich eine starke psychische Belastung dar, der ich mich nicht gewachsen fühle.
Ich werde das Urteil genauso annehmen, wie ich auch den Tod meiner beiden angenommen habe. Es geht mir nicht darum, mich aus der Verantwortung zu ziehen, aber ich kann nicht an der Verhandlung teilnehmen. Bitte sagen sie mir, was ich tun muss, damit ich nicht zu kommen brauche."

Der Richter antwortete sehr einfühlsam und ich spürte in

seinen Worten Mitgefühl. Er musste diesen Fall zur Anklage bringen, er hatte keine Wahl und auch er bestätigte mir, dass ich sowieso schon genug bestraft sei.
Es gab nur eine Möglichkeit, wie ich es verhindern konnte, persönlich erscheinen zu müssen. Ich musste dem Gericht mein schriftliches Schuldeingeständnis vorlegen. Auch teilte er mir schon seine Urteilsentscheidung mit. Ich würde vier Monate auf Bewährung erhalten und die Kosten des Verfahrens - sowie des Gutachtens - tragen müssen.

Ich setzte sofort einen Brief auf, in dem ich meine Schuld anerkannte.
Obwohl ich wusste, dass es nicht der Wahrheit entsprach, diese Worte zu schreiben, die ich im Herzen so nicht fühlte, tat ich es trotzdem, weil es die einzige Möglichkeit für mich war, der Verhandlung zu entgehen.

„Sehr geehrter Herr S.,
mit o.a. aufgeführten Strafantrag wurde ich der fahrlässigen Tötung nach § 80 StGB sowie Vergehen der fahrlässigen Körperverletzung nach § 88 Abs. 1 und 4, 1. Fall StGB beschuldigt.
Ich bekenne mich im Sinne der Anklage für schuldig und bitte um Verhandlung mit Ihrem Einvernehmen in meiner Abwesenheit, da die Teilnahme an der Hauptverhandlung für mich eine große psychische Belastung darstellen würde.

Ich bitte um schriftliche Bestätigung, dass meine Anwesenheit in diesem Falle bei der Urteilsverkündung nicht erforderlich ist.
Mit freundlichen Grüßen ...“

Nicht nur ich hatte Post von der Staatsanwaltschaft erhalten, sondern auch die Unfallgegner. Sie schrieben mir eine Nachricht, in der sie mir Kraft und Mut für die kommende Verhandlung wünschten. Sie drückten ihre Anteilnahme aus und ich war dankbar für das Zeichen der Verbundenheit in dieser Geste.

Anfang Juni erhielt ich mein Abwesenheitsurteil, mit der bereits angekündigten Strafe.

Es gelang mir, dass mich diese Anklage nicht zerbrechen ließ, weil ich in ihr eine Art Prüfung sehen konnte, inwieweit ich mir meiner Gefühle hinsichtlich der ‚Schuld' sicher war.
Ich fühlte mich nicht schuldig, weil ich tief in meinem Herzen wusste, dass es nichts Sinnloses gab, dass wir hier waren, um uns allem zu stellen. Und diese Lektion hat mich noch tiefer darin bestärkt.
Ich lernte gerade, mir selbst zu vergeben. Ich war mir ganz sicher, dass Vergebung ein heilsamer Weg war, sich mit sich selber auszusöhnen. Und nur die Vergebung ermöglichte es mir, meinen inneren Frieden zu finden und langfristig zu erhalten.

Aber wie konnte ich mir oder anderen vergeben, wenn ich voller Wut, Hass und Zorn war? In dieser Phase war es in meinen Augen nicht möglich. Erst nachdem ich all diese Gefühle durchlebt hatte, sie zugelassen hatte, ohne mich in ihnen zu verlieren, war der Wandel möglich und erst dann konnte wahre Vergebung erfolgen.

Es ist unser Ego, das uns glauben lässt, wenn wir Schuld

auf andere Schultern laden, würde es uns dadurch besser gehen.
In Wahrheit hält uns dieses Denken nur weiter im Zorn gefangen, macht uns handlungsunfähig und zum Sklaven unserer eigenen Gedanken.

Vergebung befreit - und möglich wird sie durch die Liebe, die Liebe zu uns selbst und zu allem was ist.

Epilog

Das hat der Tod

Das hat der Tod aus mir gemacht,
das hat die Trauer mir gebracht:
den Menschen, der die Seele spürt,
den Glauben, der ins Leben führt.

~ aus „Schmetterlingspoesie – Band 4“ ~

DEN TOD VERSTEHEN

Den Tod verstehen? Kann ich das überhaupt?

Möchte ich verstehen,

… dass du, mein Engel …
… nicht mehr in deinem Zimmer schläfst?
… nicht mehr mit deinen Freunden lachst?
… nicht mehr mit deinem Bruder Streiche ausheckst?
… nicht mehr morgens fröhlich die Treppe runter springst?
… dass ich dich nicht mehr umarmen und berühren kann?

Möchte ich verstehen,

… dass du, mein Schatz …
… nicht mehr lächelnd nach Hause kommst?
… nicht mehr mit deinen Kindern durch die Betten tobst?

… nicht mehr deinen Leidenschaften nachgehst?
… und dass ich dich nicht mehr berühren und küssen kann?

Nein - verstehen kann ich das nicht, aber ich bin mittlerweile an einem Punkt angelangt, an dem ich weiß, dass es auch nicht mehr wichtig ist, zu verstehen. Weil nur mein Verstand, mein Ego, dieses Verstehen erfassen würde.

Aber mit meinem Verstand kann ich nicht spüren …

… dass ihr mich auch heute noch auf all meinen Wegen begleitet,
… dass ihr in vielen Situationen durch meine Intuition mit mir sprecht,
… dass ich immer, wenn mir danach ist, mit meinen Gedanken Kontakt zu euch aufnehmen kann,
… dass ich euch auch heute noch sagen kann, wie sehr ich euch liebe,
… dass meine Liebe zu euch niemals enden wird.

Seitdem ich trauere, schalte ich immer öfter den Verstand aus und das Herz ein. Mit dem Herzen verstehen bedeutet für mich zu glauben. Daran, dass alles einen Sinn hat, - und irgendwie scheint mein Herz zu verstehen, dass ihr gehen musstet. Damit ich leben kann! Aber mein Verstand, der wird es niemals verstehen.

Ich habe mir vier Jahre Zeit gelassen, um dieses Buch zu schreiben. Es gab immer wieder Zeiten, wo ich eine Pause einlegen musste. Manchmal war der Schmerz einfach zu groß, ein anderes Mal tat ich mich schwer, die richtigen Worte zu finden. Aber ich habe stets darauf vertraut, es eines Tages tatsächlich in den Händen zu halten.

Mit diesem Buch habe ich einen weiteren wichtigen Schritt in meiner Trauerverarbeitung unternommen. Viele Tränen sind beim Schreiben geflossen. Es waren heilsame Tränen.

In diesen vier Jahren habe auch ich mich stetig weiterentwickelt. Nicht nur mein Leben hat sich durch unser Unglück drastisch verändert, auch ich habe eine enorme Persönlichkeitsentwicklung durchgemacht.

In meinem Vorwort, was ich auch am Anfang meines Weges geschrieben habe, steht:

„Es wird auch Menschen geben, die nicht nachvollziehen können, wie wir damit umgehen, aber von all diesen Menschen wünsche ich mir Toleranz - und dass sie vielleicht eine andere Sichtweise der Dinge bekommen."

Heute ist es mir gar nicht mehr wichtig, die Sichtweise der Menschen zu verändern, weil ich weiß, dass jeder seinem eigenen Weg folgt und wir alle unterschiedlich reagieren dürfen.

Was Sie für sich aus meinen Worten mitnehmen, das entscheiden Sie ganz für sich alleine.

Ich wünsche mir, mit meiner Geschichte die Menschen zu berühren. Wenn ich mit meinen Worten Mut, Hoffnung und Trost schenken kann, dann würde mich das sehr glücklich machen.

Was mich betrifft:
Ich sehe mich auch heute noch auf der Sonnenseite des Lebens …

Claudia Fromme

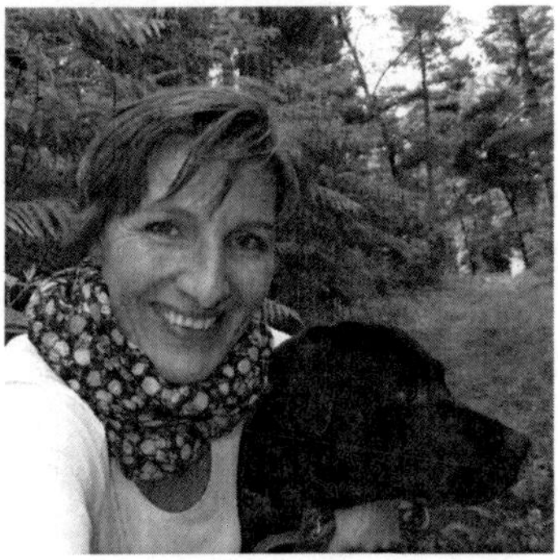

Geboren im November 1969 in Marl (NRW), verbrachte ich meine Kindheit im schönen Dorsten-Wulfen. Umgeben von Feldern und Wäldern war ich schon immer ein Natur- und „Draußen“-Kind.
1987 begann ich im elterlichen Betrieb eine Ausbildung zur Industriekauffrau, wo ich auch heute noch als Geschäftsführerin - zusammen mit meinem Bruder – arbeite.
1994 heiratete ich meine große Liebe Michael und 1995 kam unsere Tochter Annika und 1998 unser Sohn Felix zur Welt.
2008 wurde unser Leben gehörig auf den Kopf gestellt. Bei einem schweren Autounfall starben mein Mann und meine Tochter. Das Buch ‚So fern und doch ganz nah‘ erzählt über meinen Umgang mit der Trauer und ist ein wichtiger Schritt auf meinem Weg der Trauerbewältigung.